史晓林 ◎ 编著

从虚瘀论治骨痿

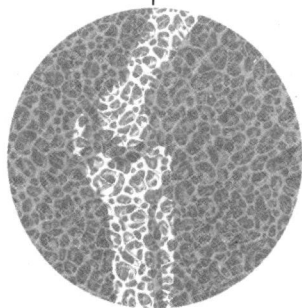

全国百佳图书出版单位

中国中医药出版社

图书在版编目（CIP）数据

从虚瘀论治骨痿 / 史晓林编著 . —北京：中国中医药出版社，
2020.12（2021.9 重印）
ISBN 978 - 7 - 5132 - 6658 - 1

Ⅰ . ①从… Ⅱ . ①史… Ⅲ . ①骨质疏松—中医治疗法
Ⅳ . ① R274 - 911

中国版本图书馆 CIP 数据核字（2021）第 006691 号

中国中医药出版社出版

北京经济技术开发区科创十三街 31 号院二区 8 号楼
邮政编码　100176
传真　010-64405721
河北品睿印刷有限公司印刷
各地新华书店经销

开本 880×1230　1/32　印张 3.25　字数 53 千字
2020 年 12 月第 1 版　2021 年 9 月第 2 次印刷
书号　ISBN 978 - 7 - 5132 - 6658 - 1

定价 25.00 元
网址　www.cptcm.com

服 务 热 线　010-64405720
购 书 热 线　010-89535836
维 权 打 假　010-64405753

微信服务号　zgzyycbs
微商城网址　https://kdt.im/LIdUGr
官 方 微 博　http://e.weibo.com/cptcm
天猫旗舰店网址　https://zgzyycbs.tmall.com

如有印装质量问题请与本社出版部联系（010-64405510）

　　骨痿亦称肾痿，是由于肾热内盛，或邪热伤肾，阴精耗损，骨枯髓虚所致。早在几千年前，中医古籍就对其有所记载，如《素问·痿论》曰："肾气热，则腰脊不举，骨枯而髓减，发为骨痿。"骨痿，大多表现为腰脊酸软，不能伸举，下肢痿弱，不能行动，面色暗黑，牙齿干枯等。这些症状与西医学提出的骨质疏松症类似。

　　骨质疏松症（osteoporosis，OP）是以骨量降低、骨组织的微结构退变为特征，致使骨的脆性增加以致易于发生骨折的一种全身性骨代谢疾病。Kanis提出，女性发生骨质疏松性骨折的危险性是男性的3倍，西方妇女在50岁时骨质疏松性骨折的终身危险大约为40%，相当于妇女患心血管病的危险性。根据国家统计局最新资料显示，到2017年底，我国内地60岁及以上老年人约2.4亿，占总人口的17.3%，社会老龄化使得该病的发生率逐年上升。由于异常的骨量丢失和骨微观结构改变，骨质疏松症患者发生骨折的概率很高，低能量损伤即可导致骨质疏松症患者发生骨折，特别是原发Ⅰ型骨质疏松。由于绝经后女性卵巢功能下降，雌激素缺乏，引起骨质流失迅速，骨组织结构变化，骨脆性增高，更容易发生骨折。在这些患者中，约10%发生骨折迟缓愈合，并且随年龄增长，愈合周期延长，严重影响患者的生活质量，甚至致残、致死，给家庭和社会带来沉重负担。预计到2050年，全球由于骨质疏松症而导致的髋部骨折人数将达到260万。因此对该病的防治正日益受到人们的重视。

骨质疏松症的西医干预方法主要分为基础治疗、药物治疗与手术治疗。西药对OP有一定疗效，主要是针对疾病本身及其骨折引起的疼痛，其使用有疗程限制，并且还存在不可忽视的安全问题与不良反应；手术治疗仅适用于伴有骨折的OP患者。因此，在OP的治疗方面，西医治疗存在明显的局限性。原发性骨质疏松症属中医"骨痿""骨痹""骨枯"等范畴，中医药在治疗该病中所扮演的角色越来越重要。

史晓林教授从骨痿病名的基础认识入手，层层深入，归纳中医古籍对于骨痿的论述，分析历代医家对于骨痿的认识与治疗，并结合现代医学研究，不拘泥于从虚论治骨痿，提出了虚、瘀、毒三者结合的新模式认识骨痿，以及应用益气温经法论治骨痿，对于骨痿的治疗有一定的指导意义。

本书在继承的基础上创新，但在探索过程中，难免有不足之处，敬请各位读者在阅读过程中发现问题，及时提出，以便我们再版时修改，使本书质量不断提高。

最后，特别感谢以下人员在本书编著过程中提供的帮助（按姓氏笔画排序）：

王均华　毛一凡　毛应德龙　孙坚钢

刘　康　杨依然　李少华　　肖蔚林

吴　鹏　张佳锋　陈文亮　　袁一峰

黄小生　康石发　梁博程

史晓林

2020 年 11 月

目 录

第一章

骨质疏松症的
中医病名认识

骨质疏松症是一种以骨量减少、骨质量受损及骨强度降低，导致骨脆性增加，易于发生骨折的全身性骨代谢疾病，其主要临床表现为疼痛、身长短缩、易发骨折等。据统计，约有30%的绝经后妇女存在骨质疏松症，亚洲地区国家绝经后骨质疏松病人骨折概率高达47.3%，大大超过了心血管系统疾病、脑中风和乳腺癌的总和。而骨质疏松症在中医学中未见明确记载，并且不同的医家对骨质疏松症相关中医病名认识各不相同。根据骨质疏松症相关古代文献所属证候范围，通过去粗存精、去伪存真的加工、整理，本书作者认为骨质疏松症与中医古籍中所载的"骨痿""骨痹""骨蚀""骨枯""衰老""腰痛""腰腿痛""腰背痛""虚劳"等多种病名可能有一定的对应关系。因为骨质疏松症属骨骼系统疾病，与其定性定位相近者当属骨病范畴，所以我们在归纳分析骨质疏松症所属中医病名时，主要以"骨痿""骨痹""骨枯""骨蚀"等为主。

1. 骨痿

骨痿亦称肾痿。由于肾热内盛，或邪热伤肾，阴精耗损，骨枯髓虚所致。症见腰脊酸软，不能伸举，下肢痿弱，不能行动，面色暗黑，牙齿干枯等。《素问·痿论》曰："肾气热，则腰脊不举，骨枯而髓减，发为骨痿。""有所远行劳倦，逢大热而渴，渴则阳气内伐，内伐则热舍于肾。肾者水脏也，今水不胜火，则骨枯而髓虚，故足不任身，发为骨痿。"《灵枢·邪气脏腑病形》曰："肾脉急甚为骨癫疾……小甚为洞泄；微小为消瘅。滑甚为癃㿉；微滑为骨痿，坐不能起，起则目无所见。"从脉学角度对骨痿与骨癫疾、洞泄、消瘅等病进行了鉴别。《难经·十四难》则在《黄帝内经》基础上补充了"骨痿不能起于床"，并做出了预后不良的判断，这与现代骨质疏松患者一旦骨折卧床极易并发感染、坠积性肺炎、褥疮、静脉性血栓等并发症的预后颇为一致。

此后，历代医家借引此义阐述骨痿，举不胜举，如宋·陈言《三因极一病证方论·卷之九·五痿证例》言："病者肾热，腰脊不举，骨枯而髓减，其色黑而齿槁，名曰骨痿。"清·章虚谷《灵素节注类编·诸痿病证》："热舍于肾，更耗其精，以至骨枯髓虚，两足软弱，不任其身，而成骨痿也。"明·龚廷贤《寿世保元·补益》曰："肾主督脉，督脉者行于脊里，肾坏则督脉虚，故令腰脊不举。骨枯髓减者，枯涸之极也。肾主骨，故曰骨痿。"《备急千金要方·肾脏脉论第一》："骨应足少阴，少阴气绝则骨枯。少阴者，冬脉也，伏行而濡滑骨髓者也。故骨不濡，则肉不能着骨也。骨肉不相亲，即肉濡而却。肉濡而却，故齿长而垢，发无泽。发无泽者骨先死。"又论"肾脉急甚，为骨痿癫疾……微滑为骨痿，坐不能起，目无所见，视见黑花。"《备急千金要方》

对骨痿的临床表现、病理机制的论述均与骨质疏松症相一致。

由此可以看出骨痿为绝经或年老后，由于体质因素、疾病影响、摄生不当、外感大热、远行劳倦等原因，造成以肾阴亏损、肾精耗竭为主的病理改变，并逐渐发展为髓减骨枯、足不任身的病证，其病机与西医学所述骨质疏松症有相同的一面。

2. 骨痹

骨痹又称肾痹，是指以肢体麻木无力、骨骼疼痛、大关节僵硬变形、活动受限等为主要表现的痹病。早在《素问·痹论》中就提到骨痹，首先指出"风寒湿三气杂至，合而为痹也"，并曰："以冬遇此者为骨痹。"《素问·四时刺逆从论》曰："太阳有余病骨痹，身重。"《素问·刺节真邪》曰："虚邪之中人也，洒晰动形，起毫毛而发腠理。其入深，内搏于骨，则为骨痹。"《素问直解·卷四》注曰："痹，闭也，血气凝气不行也。"所以"痹"有痹阻、不通之意。《素问·长刺节论》："病在骨，骨重不可举，骨髓酸痛，寒气至，名曰骨痹。"但未涉及髓减问题。此后历代医家多引用《内经》所论。

《备急千金要方》对骨痹也有所记载，除了继承《内经》的论述外，还在脉象、方剂和针灸方面加以补充。如《备急千金要方·骨极》中说："以冬遇病为骨痹，骨痹不已，复感于邪，内舍于肾，耳鸣见黑色，是其候也。"《备急千金要方·肾脏脉论》曰："肾藏精，精舍志……志伤则善忘其前言，腰脊痛不可以俯仰屈伸。""病先发于肾，少腹腰脊痛，胫酸。""肾病其色黑，其气虚弱，吸吸少气，两耳苦聋，腰痛，时时失精，饮食减少，膝以下清，其脉沉滑而迟少，为可治，宜服内补散、建中汤、肾气丸、地黄煎。春当刺涌泉，秋刺复溜。"

痹证的基本病机为外邪或内虚导致筋脉、肌肉、关节不通，不通则痛；后期邪实正虚，致脏腑病变。骨痹早期的疼痛症状虽与骨质疏松症相似，但其后期发展转归与骨质疏松症不同，且无骨质疏松症骨小梁减少、骨质量降低相似的描述。病名"骨痹"并不能概括骨质疏松症的病因病机与转归，更近似于西医学中风湿性关节炎、痛风等病证。

3. 骨枯

《灵枢·经脉》有"足少阴气绝，则骨枯"的记载，认为"少阴者，冬脉也，伏行而濡骨髓者也"，指出少阴主濡骨髓，因此"骨不濡，则肉不能着也；骨肉不相亲，则肉软却；肉软却，故齿长而垢，发无泽，发无泽者，骨先死"。可以看出骨枯与骨和肉的相关性。《灵枢·经水》曰："灸而过此者，得恶火则骨枯脉涩，刺而过此者，则脱气。"骨枯的病机为肾精耗竭。

历代文献对于骨枯的描述很少，多是引述。清代徐灵胎《难经经释·卷上》引述原文并阐述《黄帝八十一难经》内容，曰：若"故骨髓不温，即肉不着骨"，若"骨肉不相亲，即肉濡而却"，"濡，滞也，经作软而却，却，退缩也"。又言："肉濡而却，故齿长而枯，齿肉却则龈上宣，故齿长。"这更像现代的牙龈萎缩，导致齿长。又指出"枯"，经作"垢"。其解释是"枯，不泽也"，这像望诊中精气不足的表现，"齿长而枯"的"枯"字在《灵枢》是"垢"，非骨"枯"之意，出现了后世医家引用错误。又言："口唇者，肌肉之本也。脉不营，则肌肉不滑泽；肌肉不滑泽，则肉满；肉满，则唇反。""肉满唇反"像是炎性渗出，局部水肿的表现，通过徐灵胎对原文的解释可以看出：以肾不充养为前提，继而出现骨和肉不相濡养，而见齿龈萎缩，牙齿无泽，牙根暴露，肌肉不滑嫩润泽，甚至口唇浮肿。

由此可见骨枯作为骨痿的前一阶段，是肾气不旺，肾不充养导致的骨和肉的外候，并不能单独用作骨质疏松症的病名。

4. 骨蚀

骨蚀，痈疽内陷而侵蚀于骨之病证。《灵枢·刺节真邪》曰："虚邪之入于身也深，寒与热相搏，久留而内著，寒胜其热，则骨疼肉枯；热胜其寒，则烂肉腐肌为脓，内伤骨，内伤骨为骨蚀。"金·李杲《脾胃论·脾胃胜衰论》指出："大抵脾胃虚弱，阳气不能生长，是春夏之令不行，五脏之气不生。脾病则下流乘肾，土克水，则骨乏无力，是为骨蚀，令人骨髓空虚，足不能履地，是阴气重叠，此阴盛阳虚之证。"李杲认为其病机为脾胃虚弱，脾胃阳气不能升发，失去对五脏的濡养致五脏虚损，脾土克制肾水，脾虚导致肾虚，使肾不能主骨生髓，造成骨髓空虚。

历代医家对于骨蚀的描述很少，现代大多将其归于股骨头坏死症，并不能完全概括骨质疏松症的病因病机及临床表现。

5. 其他

除了上述所提及的病名外，后世也出现诸如"骨缩病""骨空"等与骨质疏松症的临床表现有相似之处的描述。

（1）骨缩病：宋·窦材《扁鹊心书》提出："骨缩病，此由肾气虚惫，肾主骨，肾水既涸则诸骨皆枯，渐至短缩，治迟则死。须加灸艾，内服丹附之药，非寻常草木药所能治也（凡人年老，逐渐矬矮，其犹骨缩之病乎）。"可见，骨缩病是由肾气虚肾水干涸导致骨骼逐渐萎缩，人之身高逐渐变矮的一种现象。骨缩是一种老年常见生理现象，在无外邪侵袭时可无明显疼痛，故多不求治。在有外邪侵犯求治时，施治者又常将其归入痹证，因而骨缩病在中医古籍中未被单独列为一种病证加以讨论，多种情况下作为腰痛、腰腿痛的一个证候类型，或作为衰老的一种临床表现对待。

（2）骨空：清·陈士铎在《石室秘录·痿病证治》中指出："痿废之证，乃阳明火证肾水不足以滋之，则骨空不能立……久卧床席，不能辄起……骨中空虚……无怪经年累月愈治而愈意也。"

综上所述，根据骨质疏松症的特性，中医骨痿相当于西医原发性骨质疏松症，而"骨蚀""骨痹""骨枯"等病名下也有很多与骨质疏松症相关的内容值得参考。

参考文献

［1］陈言. 三因极一病证方论［M］. 北京：人民卫生出版社，1957.

［2］清·章楠编注，方春阳、孙芝斋点校. 灵素节注类编［M］. 杭州：浙江科学技术出版社，1986.

［3］高士宗. 素问直解［M］. 北京：中国医药科技出版社，2014.

［4］杨上善. 黄帝内经太素［M］. 北京：科学技术文献出版社，2005.

［5］李用粹. 证治汇补［M］. 北京：中国中医药出版社，2008.

［6］秦越人. 中医十大经典·黄帝八十一难经［M］. 北京：学苑出版社，2007.

第二章

从虚论骨痿

气血运行于全身，外充皮肤筋骨，内灌五脏六腑，气血的运行与人体一切生理活动和病理变化密切相关。"气"一方面来源于肾之精气，另一方面来源于吸入的清气和脾胃所化生的水谷精微，二者相互结合为元气，元气沿经脉分布于全身各处，对一切生理活动起推动作用。"血"由脾胃运化而来的水谷精微变化而成，循行于脉中，依靠气的推动营养全身。当气血生化乏源，气血不足，筋骨不得滋养，不通则痛，继发骨痿。

中医理论认为，脏腑是人体的中心结构，以其为总司，囊括各组织器官，使机体进行各项生理活动。中医的脏腑包括心、肝、脾、肺、肾五脏，胃、胆、三焦、膀胱、大肠、小肠六腑及脑、髓、骨、脉、胆、女子胞等奇恒之腑，其中胆既为六腑之一，又为奇恒之腑。五脏及奇恒之腑是储藏精气津液的容器，属阴属里，在生理和病理上最为重要；六腑是传化水谷精微的通路，属阳属表，它配合五脏而活动；正如《素问·五脏别论》曰："脑、髓、骨、脉、胆、女子胞，此六者，地气之所生也，皆藏于阴而象于地，故藏而不泻，名曰奇恒之腑。夫胃、大肠、小肠、三焦、膀胱，此五者，天气之所生也，其气象天，故泻而不藏，此受五脏浊气，名曰传化之腑，此不能久留输泻者也。魄门亦为五脏使，水谷不得久藏。所谓五脏者，藏精气而不泻也，故满而不能实。

六腑者，传化物而不藏，故实而不能满也。"脏腑在功能上是各司其职又相互依存、相互制约的，不但在人体内部脏与腑、腑与脏之间相互联系，脏腑之间也互为表里，而且与外界自然、社会环境的变化息息相关，形成一个整体。

《素问·调经论》曰："血气不和，百病乃变化而生。"脏腑虚损主要由于先天禀赋不足、后天失养、劳损过度、年老体弱脏腑虚衰等脏腑功能减退，气的生化不足所致。当元气不足，则会生长发育迟缓，筋骨早衰，骨折愈合缓慢。

脾肾二脏与骨痿的关系，历代医家都有所论及，而肝、肺、心三脏与骨痿的关系，历代文献虽未见直接记载，但是其与骨痿的联系也不容忽视。肝藏血，精血同源；肺朝百脉，百脉受血化精；心通肾，输其血气，故肝肺心三脏均与精气血有着紧密的联系，它们可协助精气血入命门，渗灌骨髓。如若出现肝肺心三脏虚损，必然导致精气血虚，进而伤及骨髓，导致骨痿的发生。

一、肾虚与骨痿

中医认为，肾脏与骨、髓之间的关系最为密切。肾藏精、主骨、生髓，为"先天之本""生气之根"，与命门本同一气，为人身阴阳消长之枢纽。早在两千多年前的《黄帝内经》里就有大量叙述肾、骨、髓关系的内容，如《灵枢·经脉》所云："人始生，先成精，精成而脑髓生，骨为干。"《素问·痿论》云："肾主身之骨髓……在体为骨。"《素问·阴阳应象大论》："肾生骨髓。"《素问·六节藏象论》曰："肾者，主蛰，封藏之本，精之处也，其华在发，其充在骨。"

后世在此基础上，对其理论不断探索和完善，形成了较为完善的"肾藏精，主骨生髓"理论。王冰曰："地户封闭，蛰主深藏，肾又主水，受五脏六腑之精而藏之，故曰肾者主蛰，封藏之本，精之处也。"明代赵宜真《外科集验方》曰："肾实则骨有生气。"清代唐宗海的《中西汇通医经精义》载："肾藏精，精生髓，髓生骨，故骨者肾之所合也，髓者，肾精所生，精足则髓足，髓在骨内，髓足则骨强。"等等。肾主封藏，藏先天之精气，纳后天之精气，以养骨髓，以上各中医经典均提示骨的生长发育依赖骨髓的充养，而骨髓的生成依靠肾精的化生，肾中精气充盈，则骨髓化生有源，骨得髓养则强健有力，明确说明"肾－精－髓－骨"间联系密切。

最早提到骨痿与肾脏有直接关系的是《黄帝内经》。《灵枢·本神》言："精伤则骨酸痿厥。"《灵枢·经脉》中曰："足少阴气绝则骨枯，少阴者，冬脉也，伏行而濡骨髓者也。故骨不濡则肉不能著也，骨肉不相亲则肉软却……骨先死。"意思是肾中精气亏虚，则骨髓生化乏源，无以濡养骨骼，故骨枯髓减，而发骨痿。后世在《黄帝内经》基础上不断完善和拓展骨痿责之肾脏的病因病机及其相关证候，汉·张仲景在《金匮要略·中风历节病脉证并治》中曰："味酸则伤筋，筋伤则缓，名曰泄。咸则伤骨，骨伤则痿名曰枯。"隋唐时期的孙思邈在《备急千金要方·骨极》中谈及骨绝之病，认为应与少阴之气相关，少阴气不足，则不养骨。南宋·窦材在《扁鹊心书》中曰："骨缩病，此肾气虚惫，肾主骨，肾水既涸则诸骨皆枯，渐至短缩。"元·李东垣《内外伤辨惑论》言："脚膝痿软，行步乏力，或痛，乃肾肝伏热。"而明代张介宾在《景岳全书·痿证》中更是明确提出："肾痿者，骨痿也。""肾者，水脏也，今水不胜火，则骨枯而髓虚，故足不任身，发为骨痿。"又载："腰脊兼痛，久则髓减骨枯，发为骨痿者有矣！"明·吴崑《医方考》言："肾主督脉，督脉者，行于脊里，肾坏则督脉虚，故令腰脊不举。骨枯髓减者，枯涸之极也。肾主骨，故曰骨痿。"这些说明了肾阴亏虚以致骨枯髓空，骨骼变脆而发生骨痿。清·张锡纯《医学衷中参西录》曰："惟觉骨软不能履地者，乃骨髓枯涸，肾虚不能作强也。"可见肾气虚则骨髓不生，髓减骨枯痿，必然导致骨痿。因此，骨痿的发生与肾脏精气的虚实及肾脏功能是否协调有直接关系。

后代医家更是从肾与骨髓生长发育的角度对肾与骨髓的关系进行了论述。《医灯续焰·行迟》曰："肾主骨、主髓。虚则髓少骨柔，故行迟耳。"现在如李中万等使用健肾方联合碳酸钙 D_3 咀嚼片（Ⅱ）治疗绝经后骨质疏松症肾阳虚证；谢丽华等研究六味地黄丸对绝经后骨质疏松症肾阴虚证 JAK/STAT 信号通路的影响。

二、脾虚与骨痿

脾主运化、主统血、主升清，合肌肉而主四肢，化水谷为精微，为气血津液化生之源，被称为"后天之本""生气之源"。明末大家李中梓在《医宗必读·肾为先天本脾为后天本论》中详述："一有此身，必资谷气，谷气入胃，洒陈于六腑而气至，和调于五脏而血生，而人资之以为生者也。故曰：后天之本在脾。"脾输布水谷精微，为气血生化之源，人体脏腑百骸皆赖脾以濡养，故称后天之本。

脾与胃相表里。陈士铎在《辨证录·痿证门》中亦云："胃气一生而津液自润，自能灌注肾经，分养骨髓矣。"脾气盛，可助胃化生五谷之精气，充养先天之精气，且为骨髓后天之主。如若饮食不调，而致脾胃虚弱，水谷精微不化，运化失常，气血生化乏源，后天之精不能滋养，精亏髓空而百骸痿废，最终导致骨痿。

肾中精气，禀受父母，先天肾精充足可滋养肌骨，使肌骨强健；肾阳温煦脾胃，使脾胃能正常受盛水谷，运化精微，水谷精微又充养肾精。如《素问·痿论》曰："脾主身之肌肉，脾健则四肢强劲有力。脾主腐熟水谷，运化精微，上输于肺，下归于肾。"金·成无己《注解伤寒论》述："脾合荣气，荣养骨髓，实肌肉，濡筋络。"《素问·生气通天论》曰："谨和五味，骨正筋柔，气血以流，腠理以密，如是则骨气以精，谨道如法，长有天命。"一旦脾化生不足，运化无力，四肢肌肉骨骼得不到充足的营养，则肌肉痿软，骨枯髓空，发生骨痿。

明代李中梓《医宗必读·虚劳》曰："脾、肾者，水为万物之元，土为万物之母，二脏安和，一身皆治，百病不生……故脾安则肾愈安也……故肾安则脾愈安也，二脏为生人之根本，二脏有相赞之功能。"提出脾肾互赞，其中"赞"指脾肾之间存在生理上相辅相成的关系，临床上治疗脾肾相关疾病时常求脾肾相赞。即肾精气充足，充养骨骼，则骨健壮有力，也可助脾之运化，使水谷精微得以化生，充养肌肉，则肌肉丰满壮实；脾气充足，又可充养肾中精气，助肾精充养骨；另外，肌肉是骨与骨之间连接的纽带，与骨的生长发育密切相关。《灵枢·经脉》云："骨肉不相亲，则肉软却；肉软却，故齿长而垢，发无泽；发无泽者，骨先死。"可知脾肾之间，于内则脾肾之功互补，于外则肌骨之能互利。

饮食五味与健康的关系极为密切。《灵枢·决气》亦载："谷入气满，淖泽注于骨，骨属屈伸，泽补益脑髓。"《金匮要略·中风历节病脉症并治》曰："咸者伤骨，骨伤则痿。"表明五脏适得其养，则骨骼健壮，筋脉柔和，气血流畅，腠理致密，健康长寿。饮食不节或饮食偏嗜，损伤脾胃，气血生化无源，精伤髓减，发为骨痿。

综上所述，脾胃与骨痿的关系，虽不如肾脏与骨痿的关系直接相关，但也非常密切。主要原因有三：其一，若脾虚不振，运化失常，气血生化无源，肾精则无以充养，精虚难以灌溉肌骨而使骨骼失养，骨髓空虚终发骨痿。金元时期的李杲在《脾胃论·脾胃胜衰论》中明确指出脾虚通过影响肾的正常功能从而诱发骨痿，由此可知，脾胃虚弱影响肾精、骨髓的滋养确可导致骨痿的发生。其二，脾虚失运，则枢机不利，水液代谢失常，明·李中梓《内经知要》记载："因于湿，首如裹，湿热不攘，大筋缓短，小筋弛长；缓短为拘，弛长为痿。"清·张璐《张氏医通·卷三·痿》载："'《下经》曰：骨痿者，生于大热也。'……发为骨痿，此湿热成痿，多发于夏，令人骨乏无力，故治痿独取阳明。"说明湿热致痿，而脾虚失运，即为湿气内生之主要原因，久湿阻滞气机运行，致使气郁化火，火热与湿气蕴结而成湿热，因此脾虚所致湿热也是骨痿产生的重要原因。其三，脾气虚则统摄无力也可导致血溢脉外而致瘀血，瘀血作为致病因素，又会加重脾肾的虚衰，使精微不布，而致骨痿加重，故骨质疏松症最主要的症状是腰背疼痛持久，痛有定处，符合血瘀疼痛的特点。

从治疗上反推骨痿与脾胃的关系。中医早在《素问·痿论》就已经提出"治痿独取阳明"的观点。《素问·痿论》载："阳明者，五脏六腑之海，主润宗筋，宗筋主束骨而利机关也。"《灵枢·根结》也载："太阳为开，阳明为合，少阳为枢……合折则气所止息，而痿疾起矣。故痿疾者，取之阳明。"明代朱橚《普济方》中记载："胃虚不食，四肢痿弱，行立不能，皆由阳明虚。"陈士铎在《石室秘录·卷三·卧治法》中说："痿废之证，乃阳明火症，肾水不足以滋之，则骨空不能立。"阳明即足阳明胃经，故"治痿独取阳明"即强调治疗痿证法以调理脾胃为主，历代医家均循此说，此法遂成治疗"痿证"的一大原则。

三、心血虚与骨痿

心者，君主之官，主血脉、藏神，《医学入门》指出："五脏系通于心，心通五脏系，心之系与五脏之系相连，输其血气，渗灌骨髓，故五脏有病，先干于心。"《素问·痿论》曰："心主身之血脉。"而《素问·调经论》说："经脉者，所以行血脉而营阴阳，濡筋骨，利关节也。"隋·巢元方《诸病源候论·卷十五·五脏六腑病诸候》："五谷五味之津液悉归于膀胱，气化分入血脉，以成骨髓也。"心主血脉，与五脏密切相连，心脏输送的血脉能濡养筋骨，促进人体骨骼的生长发育。

心五行属火，肾属水，水火互济，心肾相交，心火下行以温肾水，肾水上承以制心火，故肾脏与心脏、骨骼与血脉关系均十分密切。古之有"心气热"致痿说，《医方考》言："心气热，下脉厥而上者，此相火听命于君也。"又云："心气热，下脉厥而上色赤，络脉满溢，枢纽挈折，胫纵而不任地者，名曰脉痿。"心属火，故心脏更易心火亢盛而出现"心气热"，火热性炎上，心火上沿则心肾不交，而心又主血脉，气血易为火热所迫上逆，气血冲于上则气血上盛下虚，下虚则肌肉、血脉、骨节失养，故下脉发生脉痿；心气热则易消耗精血，精血不足则血脉干涩，血脉弹性降低，久则发生脉痿。随时间推移，血脉不畅则无以濡养筋骨、关节，则脉痿逐渐加重可致骨痿。

另外，心受肺之清气及脾胃之水谷精微，以火将其结合津液而化赤为血；且心脏搏动，推动气血在血脉中营周不休地运行，如此方可使血脉正常运行。若心脏功能失常，必然影响血液生成而致血脉空虚，血脉气血运行不畅而致瘀阻脉络，如此久之则机体既虚又瘀，导致骨髓失养为骨痿。

四、肝血虚与骨痿

《素问·六节藏象论》曰："肝者，罢极之本，魂之居也，其华在爪，其充在筋，以生血气。"《素问·五脏生成》有言："诸筋者，皆属于节。"

肝主疏泄和藏血，在体合筋，体阴用阳，为将军之官。需要强调的是，中医的筋包括筋膜、神经、肌腱、韧带等等。肝与肾关系极为密切，中医理论认为，肝属乙木，主藏血；肾属癸水，主藏精，而精血同源互化，水木母子相关，故中医有"肝肾同源""乙癸同源""精血同源"之称。明·王肯堂《证治准绳·杂病·诸痛门》曰："肾虚不能生肝，肝虚无以养筋，故机关不利。"肾精与肝血相互滋生，盛则同盛，衰则同衰，肾中精气依赖肝血的滋养，共同滋养筋骨。肝在体和筋，连接骨节，清·唐宗海《中西汇通医经精义》曰："节者，骨节也。骨属肾水，筋属肝木，水生木，故骨节之间亦生筋，而筋又为骨之使也。凡病骨节，皆责于筋，西医详骨与髓，而于筋甚略，因彼但以运动属之脑气，不以为筋所主也。然使无筋，则骨不联，属又乌能运动哉。"可见筋与骨关系密不可分，"肝受血而能视，足受血而能步，掌受血而能握"，说明全身脏腑、皮肉筋骨都得依靠血液的滋润，血虚则肌肤失养，面唇、爪甲、舌体淡白，眩晕乏力，生长迟缓，脉虚细等。骨痿病人发生骨折，血溢脉外，气血亏虚，脏腑、骨髓、百脉失养，影响骨折愈合。

肝主疏泄，最根本在于气机调畅，促进血液和津液的运行布散，促进脾胃的运化和胆汁的分泌排泄，为骨髓的充养提供物质基础，使骨髓的生化有源，髓足，则骨骼强壮有力，由此可见骨痿的发生与肝血亏虚密切相关。如隋·巢元方《诸病源候论·虚劳诸病上》言："肝主筋而藏血，肾主骨而生髓，虚劳损血耗髓，故伤筋骨也。"

肝"体阴用阳"的功能失调是骨痿发生的关键因素，肝体阴是肝藏血功能的体现，用阳为肝主疏泄功能的体现。若肝主疏泄功能失常，肝失调达，肝气郁结，阻滞气血，同时肝郁易横冲犯脾胃，致使肝郁脾虚而脾失健运，长期如此则影响精血和津液的生成及运行，进而影响精血对筋骨的营养及津液对骨髓的濡养，当肝气郁结，肝失调达，则会气血阻滞，早在《素问·上古天真论》中就有记载："肝气衰则筋不能动。"

另一方面，若肝血不足则筋脉失养，且肝血不能充盈肾精，又使骨髓化生失常，故致骨髓空虚、筋脉软弱而不坚，进而发为筋痿，如明·吴崑《医方考》云："肝气热，色青爪枯口苦，筋膜干而挛急者，名曰筋痿。"《医宗金鉴·内治杂证法》中也讲道："筋骨间作痛者，肝肾之气伤也。"《景岳全书·血枯经闭》亦云："肾水绝则木气不荣，而四肢干痿，故多怒，鬓发焦，筋骨痿。"《灵枢·经脉》也有所论及："肝足厥阴之脉……是主肝所能生病者……遗溺，闭癃。"肝为将军之官，其主刚硬之气，故其筋软而能刚劲有力，若肝筋不能体现刚气则出现足痿。

五、肺气虚与骨痿

肺属金，肾属水，金生水，肺主吸气，肾主藏气，与脾胃所生水谷精微共同充养肾中精气。肺主气、司呼吸，主一身之气的生成，为"生气之主"，《素问·五脏生成》谓："诸气者，皆属于肺。"说明肺尤与宗气的生成密切相关，宗气能够行呼吸、行血气、资先天，若肺的呼吸功能失常会影响宗气的生成，进而影响一身之气的生成与运行，导致各脏腑经络之气升降出入失调。肺朝百脉，主治节，经肺的呼吸作用，辅佐心调节全身的气血津液，经百脉输布各脏腑以达到濡养的作用。肺主行水，将脾转输至肺的水谷精微和津液中的稠厚部分向内向下输送到其他脏腑以滋润濡养，丹波元坚在《素问绍识》中曰:"肺所以行营卫,治阴阳,饮食之精,必自肺家传布,变化津液,灌输脏腑。"以上分析可知肺脏所有功能均可影响肾脏,"肺为肾母"名副其实。

《素问·痿论》记载:"肺者,脏之长也,为之盖也……五脏因肺热叶焦,发为痿躄,此之谓也。"《儒门事亲》记载:"盖以痿,肺热为本,叶焦而成痿。"《黄帝内经太素》也提到:"肺热即令肺叶焦干,外令皮毛及肤弱急相著,生于手足,痿躄不用也。"种种记载都表明"肺热"与骨痿关系密切。可知五脏之痿皆从肺起,根本病机在于肺热津亏。

当肺遇邪气,或因内源化热,煎迫肺叶,以其为娇脏,不耐寒热,肺气郁而不畅,气血津液不能输布于周身,则五脏失其濡养而各成痿躄,日久必将引发骨痿。如果肺脏功能异常则气机失调,不能促进心脏推动气血运行,不能辅助脾脏传化津液,出现气滞血瘀,加之因肺不能布散水谷精微,不能肃降清气,久则必使肾气亏虚、精亏髓减、髓减骨枯而致骨痿。如《素问·痿论》中讲:"肺热叶焦,则皮毛虚弱急薄,著则生痿躄也。"又如丹波元坚在《杂病广要》记载:"病由肺热,大抵肺主气,气为阳,阳主轻清而升,故肺居上部。病则其气满奔迫,不能上升,至于手足痿弱,不能收持。由肺金本燥,燥之为病,血液衰少,不能营养百骸故也。"《医方考》云:"肺鸣叶焦,令人色白毛败,发为痿躄。""痿矍者，手足不用之义。"此言集中说明肺热叶焦乃为五脏痿证发病的关键因素。

六、胆腑虚损与骨痿

胆主决断，其气刚悍。中医认为胆气与骨质俱刚，少阳胆之"刚"气对周身骨骼强度有调节作用，如《素问·热论》中明确提出："少阳主骨。"隋·杨上善《黄帝内经太素》曰："足少阳脉主骨，络于诸节，故病诸节痛。"同时肝胆互为表里，两者之间疏泄密切相关，谋虑和决断相辅相成，胆的这一功能能够防御和消除不良精神刺激的影响，维持精气血津液的正常运行和代谢，故汉·张景岳有言："胆味苦，苦走骨，故胆主骨所病。又骨痿干，其质刚，胆为中正之官，其气亦刚，胆病则失其刚，故病及于骨，凡惊伤胆者，骨必软，即是明证。"

足少阳胆经循行部位虽涵盖人体众多骨节，并将这些骨痛的治疗都归为足少阳经，《灵枢·经脉》载："胆足少阳之脉……主骨所生病者，头痛，颔痛……胸、胁、肋、髀、膝外至胫、绝骨、外踝前及诸节皆痛。"而《灵枢·根结》又载："少阳为枢……枢折即骨繇而不安于地，故骨繇者取之少阳。"骨繇病是少阳主骨理论的适应证，这使"少阳主骨"理论进一步具体化。另外，胆贮藏和排泄胆汁，胆汁味苦，苦助消化，可促进饮食水谷的消化吸收以强壮骨骼。若胆的生理功能失调，脾胃的受纳腐熟和运化受到影响，精气血津液的运行和代谢失常，影响为五脏六腑、形体官窍提供充足的营养物质，肾精骨骼不能充分滋养而致肾精亏虚、骨髓失养、骨骼不坚发展为骨痿，即胆腑不调所致骨痿。

七、三焦虚损与骨痿

三焦是上、中、下焦的合称，但其实体历来争议较大，目前多数专家认为三焦是胸腹之内除脏腑以外的空间，即胸腔、腹腔等，汉·张景岳《类经·脏象类》曰："三焦者，确有一腑，盖脏腑之外，躯壳之内，包罗诸脏，一腔之大腑也。"三焦主通行诸气，运化水液，主要是作为气血津液升降出入之通道，如《素问·经脉别论》："饮入于胃，游溢精气，上输于脾，脾气散精，上归于肺，通调水道，下输膀胱，水精四布，五经并行。"《素问·灵兰秘典论》："三焦者，决渎之官，水道出焉。"《灵枢·五癃津液别》曰："三焦出气，以温肌肉，充皮肤，为其津，其流而不行者为液。"可见肺吸入之清气、脾胃腐熟之水谷精微对肾中精气的充养及筋骨肌肉的濡养皆依赖三焦为通道。

"三焦气化"是三焦运行气血津液的根本功能，是一个涉及上、中、下三焦，肺、脾、肾多脏的复杂过程，其将各脏腑紧密联系在一起以维持人体正常的生命活动。只有三焦气化功能正常，气血津液升降出入的路径才能通畅，从而使各脏腑功能正常。然而伴随着生命的进程，脏腑气化功能低下，上焦心肺、中焦脾胃、下焦肝肾中的任何一个脏腑功能出现异常，都可最终导致三焦气化失常，内生火热、痰湿及瘀浊等病理产物影响骨髓，故《中藏经·五痹》言："骨痹者，乃嗜欲不节，伤于肾也。肾气内消则不能关禁，不能关禁则中上俱乱，中上俱乱则三焦之气痞而不通。三焦痞，则饮食不糟粕；饮食不糟粕，则精气日衰；精气日衰，则邪气妄入。邪气妄入，下流腰膝，则为不遂，旁攻四肢，则为不仁，寒在中则脉迟。"这种失常的气化状态成为许多老年性疾病发生的根源，疾病的存在又进一步加重三焦气化失常，导致骨痿的发生。

总而言之，骨痿与脏腑虚损关系主要有二：一则脏腑虚损，病久必及肾脏，而耗其精元，正如《景岳全书》曰："五脏之伤，穷必及肾。"以致"肾主骨生髓"之功衰弱。其次，脏腑虚损日久势必内生火热、痰饮、湿浊、瘀血等影响各脏腑对骨髓之充养。故此二者，乃骨痿责任脏腑之总机。

八、脏腑虚损与骨痿的现代研究

1. 五脏亏虚与骨痿关系的现代研究

（1）肾虚

现代医学研究证实，肾虚证者确见骨密度明显低下。肾虚可影响钙、磷代谢，进而使骨密度下降，发生骨质疏松症。有研究表明，肾虚可以通过多个途径影响骨代谢。一方面，肾虚可引起内分泌系统，如下丘脑－垂体－靶腺轴（性腺、甲状腺、肾上腺）功能紊乱，免疫力下降，参与骨代谢的局部调节因子功能紊乱；另一方面，肾虚造成体内的微量元素发生变化，血清锌含量降低，从而影响人体生长发育，进而影响骨骼和全身组织的结构和功能。

此外，肾虚对骨质疏松症相关基因的表达、调控也有着不良影响。这些都证明了肾对骨的主导作用，故骨痿多见肾虚。

（2）脾虚

中医学中的"脾"除了包括消化系统功能，还与物质代谢系统、免疫系统、神经调节系统、循环系统等密切相关，脾虚的症状也涉及多个系统。可直接或间接地影响骨钙、镁、磷、蛋白质、微量元素锌及氟等骨矿物质的吸收，进而诱发绝经妇女骨质疏松的发生。故而一般将脾虚作为骨质疏松的重要病因。

陈加旭对脾气虚证大鼠的血清雌二醇、孕酮，以及下丘脑、子宫雌激素受体（ER）、孕激素受体（PR）进行研究，结果显示脾气虚模型大鼠子宫、卵巢重量明显下降；雌二醇分泌减少，孕酮升高；子宫、下丘脑 ER 阳性细胞颗粒数、面积、积分光密度均大幅度下降，下丘脑 PR 亦显著下降，而子宫 PR 变化不明显。雌激素缺乏时，破骨细胞功能和甲状旁腺素的敏感性增加，降钙素分泌减少，加速了骨的吸收，使骨量进行性减少。

现代医学的研究表明，骨量增长，峰值骨量的获得及骨量的保持都与营养密切相关，这些营养因素包括构成骨矿的矿物质与微量元素，调节骨代谢的维生素，食物中的生物活性物质、蛋白质与氨基酸等，它们在骨代谢中起着重要的作用。达到矿物质、微量元素与维生素等营养物质最佳摄入水平的首选途径是膳食。脾失健运的脾虚证使营养物质吸收异常，精、气、血、津液化生不足，导致骨失所养。现代研究也表明脾虚证患者消化功能减退，营养素吸收不足，引起骨代谢异常。因此中医脾合肌肉、主四肢的生理功能与骨质疏松症现代病因学环境因素的体重与运动关联最为密切，而体重与运动对骨代谢来说，在未成年期的骨量增长、成年期峰值骨量的获得及老年时期骨量的保持都有极为重要的影响。

（3）肝虚

现代医学研究证实，慢性肝脏疾病引起的胰岛素样生长因子及各种细胞因子变化会导致继发性骨质疏松症的发生，并且肝脏疾病治疗过程中，使用糖皮质激素会使维生素 D 降低，导致骨骼健康恶化。所以，肝虚在骨质疏松的发病过程中亦起到了关键的作用。

（4）心虚

心虚患者心脏收缩及舒张功能异常，血浆心钠素、TXB_2、ET、血小板内 cGMP 含量增高，PGI_2 和血小板内 cAMP 含量降低，迷走神功能障碍，细胞免疫功能低下。心气虚血瘀证患者全血黏度、红细胞比容增高，导致微循环障碍积分上升。

（5）肺虚

现代医学认为，患者短时间缺氧可以代偿，但是长期缺氧，会造成胃肠道淤血，进食减少，影响钙、蛋白质、维生素等营养物质的吸收，继发性甲状旁腺素升高，降钙素水平下降，使破骨细胞活性增加，骨吸收增加，而加剧骨量的丢失，使骨密度下降。

缺氧时，细胞线粒体氧化障碍，无氧糖酵解增加，三磷酸腺苷（ATP）产生减少，从而影响胶原合成，致使骨重建障碍；缺氧还可使肾脏上皮细胞线粒体的羟化酶功能减弱，导致 1, 25-$(OH)_2D_3$ 生成减少，使钙吸收减少。

同时，肺虚疾病患者体内多种内分泌功能紊乱，抑制肠钙吸收、增加尿钙排泄，还影响维生素 D 和甲状旁腺素的代谢，其最终影响骨基质的合成，促进了破骨细胞的活性，抑制成骨细胞的活性，使骨转换率上升，骨量减少。

2. 维生素与骨痿关系研究

（1）维生素 D 与骨痿的关系

维生素 D 与骨质疏松的发生密切相关，维生素 D 的主要来源是小肠的吸收，经过肝肾的转化最终成为 $1, 25-(OH)_2D_3$，它对于小肠、骨、肾脏都有调节作用：

①对小肠的作用：促进小肠黏黏膜对钙和磷的吸收，能够升高血钙，增加血磷。

②对骨的作用：调节骨钙的沉积和释放。a. 刺激成骨细胞的活动，促进骨钙沉积和骨的形成，降低血钙。b. 提高破骨细胞的活动，增强骨的溶解，使骨钙、骨磷释放入血，升高血钙和血磷，但总的效应是使血钙浓度升高。c. 还可增强甲状旁腺激素对骨的作用。

③对肾脏的作用：促进肾小管对钙、磷的重吸收，使钙、磷排出量减少。当血浆 $1, 25-(OH)_2D_3$ 水平降低或者肠道对其敏感性减弱时，肠道 Ca^{2+} 吸收将会下降，进而引起骨量减少，致骨质疏松的发生。

（2）维生素 K 与骨痿的关系

维生素 K 对正常的骨代谢有着积极的作用，补充维生素 K 可促进骨形成，降低骨分解代谢，对骨质疏松有预防和治疗作用。绝经后妇女骨密度降低与体内维生素 K 减少有关。有研究表明，髋骨骨折的老年妇女血液循环中维生素 K_1 和维生素 K_2 均下降，并且维生素 K 摄入量低者髋骨骨折的危险性增加。

（3）维生素 C 与骨痿的关系

维生素 C 作为 I 型胶原蛋白合成时的必需辅助因子可影响骨质量，在离体成骨细胞培养研究中，添加维生素 C 组的细胞内碱性磷酸酶活性、细胞增殖及 I 型胶原基因 mRNA 表达均有增加。

（4）叶酸和维生素 B_{12} 与骨痿的关系

叶酸和维生素 B_{12} 也对骨代谢起着重要的作用，虽然作用机制尚不完全清楚，但可能对骨细胞有直接作用。叶酸可防止 DNA 损伤、减少氧化应激和预防细胞凋亡，维生素 B_{12} 与骨钙素、碱性磷酸酶有相关性。

骨质疏松症的发生与青年时期峰值骨量的获得及绝经后或老年时期骨量丢失的速度有关，通过合理营养、适度运动、控制饮酒等生活方式的调整，在生命前期能够增加最佳峰值骨量的获得，在生命后期降低骨钙流失的速度，对维持老年期骨量具有重要作用。

参考文献

［1］刘庆思，庄洪，黄宏兴．骨质疏松症中西医结合治疗［M］．北京：人民卫生出版社，2006．

［2］史晓林，梁博程，李春雯．从"因虚致瘀"论原发性骨质疏松症病机［J］．中国中西医结合杂志，2019，39（1）：111-114．

［3］夏东胜．中医古代文献对骨质疏松症的认识．中医研究，2000，13（4）：2．

［4］毛一凡，张佳锋，陈文亮，等．从"虚瘀致毒"论骨痿骨折［J］．中医正骨，2019，31（2）：44-45．

［5］曹盼举，张晓刚，于海洋，等．基于《内经》"肺热叶焦，则生痿躄"理论探讨肺与骨质疏松症之间的关系［J］．中国骨质疏松杂志，2019，25（5）：709-712．

第三章

从瘀论骨痿

"瘀，积血也。"瘀血是一种特殊体质，也是老年性疾病的重要病理因素。老年人年老体弱，气虚亏虚，脏腑机能衰退，气血运行不畅；妇女绝经后精血不足，出现肾阴不足，阳失潜藏；或肾阳虚衰，阴阳失调，影响脏腑功能。脏腑功能的衰退，情志的失常，寒热的失衡都会导致血瘀的形成。一方面脉道瘀血阻滞，不通则痛，另一方面无法布散气血等营养物质，骨骼失养，脆性增加，加重骨痿。故瘀也是骨痿的关键病机。

一、因虚致瘀

《素问·痹论》有"病久入深，营卫之行涩，经络时疏，故不通"的论述，《素问·通评虚实论》云："邪气盛则实，精气夺则虚。"血液运行必赖气的推动，倘若正气不足，鼓动无力，必然血行不利而为瘀。清代叶天士云："久病入络。"正是言病久正虚，病邪深入。《医林改错·论抽风不是风》载："元气既虚，必不能达于血管，血管无气，必停留而瘀。"指出血之运行有赖于元气的推动，元气不足，则血行无力而为瘀。

气血阴阳亏虚皆可以致瘀，气能运血，血能充脉，阳可温血，阴可滋血，气血阴阳四者，生理上可相互滋生，病理上可相互影响。《素问·调经论》又载："人之所有者，血与气耳。"气为血之帅，血为气之守，气行血行，故气不足，帅血无力则气滞则血瘀。若病久气虚，既不能统摄血液，血溢脉外，蓄而为瘀，又不能推动血行，血行迟缓，留而为瘀。

1. 阳气不足，推动无力

气为阳，血为因，阳虚寒生，寒则血液凝滞而成瘀血。诚如《读医随笔》所云："气虚不足以推血，则血必有瘀。"若血虚亏少，虽有气之推动，阳之温煦，但因血液不足，必然运行迟缓，以致滞而为瘀，故叶天士倡"久病入络"学说，实则包含气血亏虚而致血瘀之病机。血得温则行，若阳气亏虚，血脉失其温煦，则致血脉瘀积凝滞之证。如《诸病源候论》云："虚劳之人，阴阳损伤，血气凝涩，不能宣通经络，故积聚于内也。"

脾主统血，摄血归经，脾阳亏虚，失于温运，阴寒内生，寒凝气滞，摄血无力则致瘀。心主血脉，输布气血，心阳不足，则推动温运无力，血行不畅，瘀血停滞；肾阳亏虚，元阳不足，命门火衰，五脏失于温煦，不能温养血脉。

2. 阴血亏虚，虚热燔灼

《景岳全书·胁痛》云："凡人之气血犹源泉也，盛则流畅，少则壅滞。故气血不虚则不滞，虚则无有不滞者。"阴血亏虚，阴阳失调，虚热燔灼，血络受损，血液无法正常运行，壅滞脉内则瘀。

阴虚血瘀，可于房劳过度，七情郁结，暗耗阴精，或热病后期，阴津枯竭，也常见于妇女绝经后。一则化血不足，血液不充，滞而不行；二则虚生内热，热灼血液，内热血稠而停，凝血为瘀。

3. 五脏气虚，血运无权

瘀的产生与五脏密不可分，血液生成于脾，藏受于肝，敷布于肺，总统于心，施泄于肾。心主血，输布气血，若心气不足，无力推动血脉致血行缓慢而不畅，病久入络，气血耗伤，血虚脉道失充，不畅则瘀；肺气虚亏，宗气生成不足，不能贯通心脉，必致心气不足，运血无力而成瘀；肝主藏血，若肝气不足，藏血无能，亦可导致血瘀经络；肾主藏精，精能化血生气，若肾气不充，化生元气不足，激发推动脏腑经络的原动力减弱及纳气不足，可致气血运行不畅而成瘀。

二、气滞血瘀

气滞血瘀指气机郁滞日久而致血行瘀阻的病机。血液的正常运行，有赖于气的推动，若气行不畅，无法行血，则血停而瘀生矣。《寿世保元》有云："……盖气者，血之帅也，气行则血行，气止则血止，气温则血滑，气寒则血凝，气有一息之不运，则血有一息之不行。"《血证论》亦谓："气结则血凝。"《不居集》曰："血行不自行，随气而行，气滞于中，血因停积，凝而不散。"都揭示气滞则血液瘀滞阻络，必然导致疾病的发生。

气滞血瘀多因情志内伤，抑郁不遂，气机阻滞。肝主疏泄而藏血，肝气的疏泄作用在气机调畅中起着关键作用，因而气滞血瘀多与肝失疏泄密切相关。临床上多见胸胁胀满疼痛、癥瘕积聚等病证。肺主气，调节全身气机，辅心运血，若邪阻肺气，宣降失司，日久可致心、肺气滞血瘀，而见咳喘、心悸、胸痹、唇舌青紫等表现。

气滞可导致血瘀，血瘀必兼气滞。由于气滞和血瘀互为因果，多同时并存，常难以明确区分孰先孰后。如闪挫外伤等因素，就是气滞和血瘀同时形成。但无论何种原因所致的气滞血瘀，辨别气滞与血瘀的主次是必要的。

三、虚瘀并重

瘀是脏腑气血阴阳共同导致的病理产物，一旦产生反过来还会加重机体的负担，使虚者更虚，因血液瘀阻，经络不通，气血不能通达致虚；二是气虚不能推血，阴虚不能充灌，阳虚不能温运，以致血液凝滞，阻碍微循环畅通，阳愈微，阻愈盛。即瘀久常可致虚。

《灵枢·本脏》言："……则经脉流行，营复阴阳，筋骨劲强，关节清利矣。"其对保持筋骨强健的因素进行了描述，"经脉流行，营复阴阳"指出气血运行通畅，是筋骨强健的基础。在《灵枢·营卫生会》中载有"……老者之气血衰，其肌肉枯，气道涩"的论述，明确指出因虚致瘀。《灵枢·天年》也对有关于因虚致瘀的观点论述，云："……血气虚，脉不通，真邪相攻，乱而相引。"脏腑精气耗竭，则不能维持机体的正常生理功能，后天精微运化乏源，先天之精无法化生，继而元气不足，血行乏力，留滞为瘀，瘀则进一步妨碍新血的生成与营养输布，肌肉、骨骼、经络则痿，形成恶性循环。

《读医随笔》记载："经络之中，必有推荡不尽之瘀血，若不驱除，新生之血不能流通，甚有传为劳损者。"表明经络中若有瘀血形成，如不及时清除就会妨碍新血的生成，使骨骼不能得到血中精气的濡养而逐渐痿软，骨骼进一步失养，不荣则痛，从而导致骨痿的发生。现代相关研究表明，血瘀与血液流变学异常、微循环障碍、血流动力学异常等密切相关，随着年龄的增长，患者的血液流变学出现"凝、浓、黏、聚"状态，由此可见血瘀既是人体的病理产物，也是骨质疏松症的促进因素。

《素问·玉机真脏论》曰："……脉道不通，气不往来，譬于堕溺，不可为期。"瘀则气血运行不畅，又影响新的气血化生，可加重虚，虚进一步导致瘀，两者形成"虚""瘀"恶性循环。对此，《素问·三部九候论》中述瘀之治法时明确指出："……必先去其血脉而后调之……无问其病，以平为期。"从治法角度，进一步强调和论证了瘀对于虚的影响，可见对于虚瘀之辨证，虚瘀应放置于同一高度，既要重视其虚的一面，更要重视其瘀的一面。

四、血瘀证与骨痿的现代研究

气血是人体一切组织器官生理活动的物质基础，瘀血蓄于体内，壅扼气机，损伤正气，影响脏腑的气化功能，而致脏器愈衰、瘀血聚积的恶性循环，同时妨碍血液中的钙及营养物质进入骨骼，营养骨骼筋肉，而致骨骼失养、脆性增加，最终导致骨质疏松症的发生。

现代病理学研究认为，血瘀证的病机为血液微循环障碍、炎症（免疫）反应、结缔组织增生等。有研究表明免疫功能及各种致病因子所造成的全身或局部组织器官的缺血、缺氧、血液循环障碍，以及血液流变性和黏滞性异常导致的各组织器官水肿、炎症渗出、血栓形成、组织变性、结缔组织增生等一系列的病理变化都可概括在血瘀证的病理实质中。

血瘀证的鉴别可参考 2016 年发布的《实用血瘀证诊断标准》，该诊断标准依托国家"十二五"科技支撑计划课题陈可冀血瘀证独特辨证方法传承研究(No.2013BAI13B01)，在文献整理、病例分析及定性访谈的基础上，参考既往血瘀证诊断标准修订而成。从该标准中，我们可以发现骨质疏松症的临床症状是符合血瘀证标准的。

血瘀证分为高黏滞状态的高流变性型和凝血功能不良的低流变性型。前者存在一种或多种血液高黏、高纤维蛋白原、高血栓栓塞风险，后者则有血细胞低比容、血小板聚集性差、凝血功能障碍等风险。骨质疏松症患者血管内皮细胞分泌异常，血小板异常活化等变化。这些变化均对骨痿的形成影响极大。微血管改变是瘀血证的病理基础，血液流变学是血瘀证相关研究不可或缺的重要指标。有实验表明气虚致瘀大鼠的血液流变性改变主要是纤维蛋白原含量、红细胞聚集性增加和红细胞电泳时间延长导致的血液黏、凝、聚状态；从中期开始出现明显的血瘀表现；随着时间延长，血瘀的表现越来越显著。

瘀血是引起骨质疏松性骨痛的重要机制之一，可能与其引起供血不足、微循环障碍，不能正常营养骨组织及神经，而致成骨减少、骨量降低、纤微骨折增加、骨小梁超微结构改变及骨内压增高等有关。亦有研究证实，血瘀与骨代谢关系密切，是骨质疏松发病的重要病理基础，血瘀可引起骨代谢异常，骨转换和骨量丢失加快，进而发生骨质疏松症。

虚瘀毒邪作用骨骼、脏腑，使钙、维生素 D 及其他营养物质在血液中稀少而残缺，造成"浓、黏、凝、聚"的高凝滞血瘀状态。而血流动力学、微循环障碍是引起血瘀的主要病理基础。周围微循环障碍在骨小梁内发生，骨骼及周围组织中的细胞难以与血液进行物质交换，使骨骼理化性状发生改变，周围组织异常增生、炎症、免疫功能紊乱，导致骨小梁的数量由密集逐渐变为稀疏、断裂，骨皮质由厚变薄、变脆，严重情况下甚至出现穿孔，骨硬度降低。虚瘀致毒，骨细胞被毒化，或肥大、萎缩，或发生炎症、变性，或增生、凋亡坏死，不能正常成骨破骨，严重影响骨代谢，骨骼的生长、发育、重建及修复就不能正常进行。PINP、S-CTX 等指标的紊乱，使骨微结构劣质化，骨小梁变细、减少，强度降低，骨骼无法正常生长发育、重建修复。

骨小梁负荷变相加重，所以日常生活中难以造成骨折的轻微力量，也极其容易超过骨骼强度范围，变质后骨小梁极易折断，出现显微骨折。骨折后微血管破裂，形成局部的瘀、虚，骨内压力增加又加重了骨的血流动力学和微循环障碍，毒邪还会沿经脉网络循环至全身，在各个脏腑器官组织凝聚。影响、毒害人体的其他细胞、组织和器官，造成特异性或广泛性的损伤，反过来不但加重了全身的骨质疏松症，还影响了肌肉、韧带等软组织和人体机能，加大了摔倒风险，造成脆性骨折，形成恶性循环。

附：实用血瘀证诊断标准

1. 主要标准

（1）舌质紫暗或有瘀斑、瘀点。

（2）面部、口唇、齿龈、眼周及指（趾）端青紫或暗黑。

（3）不同部位静脉曲张或毛细血管异常扩张。

（4）离经之血（出血后引起的脏器、组织、皮下或浆膜腔内瘀血、积血）。

（5）间歇性跛行。

（6）腹部压痛抵抗感。

（7）闭经或月经暗黑有块。

（8）影像学显示血管闭塞或中重度狭窄（≥50%），血栓形成、梗塞或栓塞，或脏器缺血的客观证据。

2. 次要标准

（1）固定性疼痛，或刺痛、绞痛，或疼痛入夜尤甚。

（2）肢体麻木或偏瘫。

（3）痛经。

（4）肌肤甲错（皮肤粗糙、肥厚、鳞屑增多）。

（5）精神狂躁或善忘。

（6）脉涩或结代，或无脉。

（7）脏器肿大，有新生物、炎性或非炎性包块、组织增生。

（8）影像学等检查显示有血管狭窄（＜50%）。

（9）血液流变性、凝血、纤溶、微循环等理化检测异常，提示血循环瘀滞。

（10）近1个月有外伤、手术或人工流产。

注：符合主要标准1条、或次要标准2条即可诊断血瘀证。按主要标准每条2分，次要标准每条1分，可作为血瘀证量化诊断标准。

参考文献

[1]毛一凡，张佳锋，陈文亮，等. 从"虚瘀致毒"论骨痿骨折［J］. 中医正骨，2019，31（2）：44-45.

[2]高子任，李跃华. 中医血瘀证与骨质疏松症关系的研究［J］. 中华中医药杂志，2017，32（11）：5154-5157.

[3]中国中西医结合学会活血化瘀专业委员会，陈可冀，徐浩，等. 实用血瘀证诊断标准［J］. 中国中西医结合杂志，2016，36（10）：1163.

第四章

瘀毒致变理论与骨痿

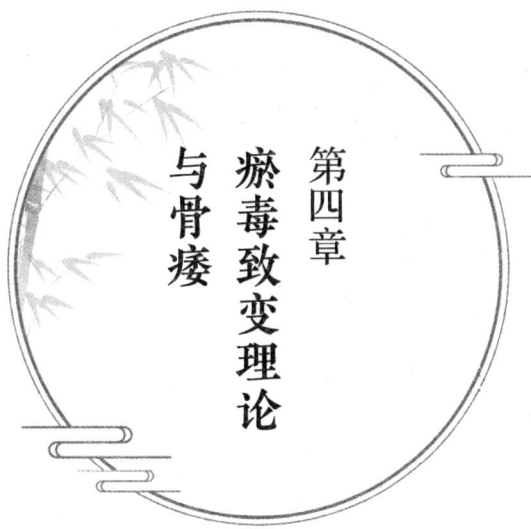

一、虚瘀致毒理论

"虚"乃脏腑气血阴阳虚衰，为骨痨之根本原因。最早从《素问·逆调论》起，就有肾虚伤骨的记载："是人者，素肾气胜，以水为事，太阳气衰，肾脂枯不长，一水不能胜两火。肾者水也，而生于骨，肾不生，则髓不能满，故寒甚至骨也……肾孤脏也，一水不能胜二火，故不能冻栗，病名曰骨痹，是人当挛节也。"意为有种人平素即肾水之气盛，又经常接近水湿，致水寒之气偏盛，而太阳之阳气偏衰，太阳之阳气衰则肾之枯竭不长。肾是水脏，主生长骨髓，肾脂不生则骨髓不能充满，故寒冷至骨。长途跋涉，劳累太甚，又逢炎热天气而口渴，于是阳气化热内扰，内扰的邪热侵入肾脏，肾为水脏，如水不胜火，灼耗阴精，就会骨枯髓空，致使两足不能支持身体，形成骨痹。

"瘀"为瘀血。《素问·调经论》曰："孙络外溢，则有留血。"离经之血即为瘀，血既离经，于机体无益反有害。又曰："寒独留，则血凝泣，凝则脉不通。"寒邪入内，血流不畅，停而为瘀，所以瘀血指离经之血及停滞于某处的血。《难经》有云："脉不通则血不流，血不流则色泽去，所以面色黑如黧，此血先死。"脉络不通，血液流通不畅，色泽变暗，变为瘀血。人的气血就像泉水，水量充足则流动顺畅，量少则易停滞不行，所以气血亏虚者大多都有血瘀证，这是对血瘀证病机的又一有力补充。清·周学海《实医随笔》认为："阴虚必血滞"，"阳虚必血凝。"表明阴阳虚衰皆可致瘀。清·唐宗海所撰写的《血证论》详述了血证的各种情况，对于瘀血的描述也尤为详细："世谓血块为瘀，清血非瘀，黑色为瘀，鲜血非瘀，此论不确。盖血初离经，清血也，鲜血也。然既是离经之血，虽清血鲜血，亦是瘀血。"这是对《黄帝内经》关于瘀血定义的详细解释。而清·黄元御的《四圣心源》则别出心裁地从肝肾的角度阐述血瘀的形成过程，曰："坎阳虚亏，不能生发乙木，温气衰损，故木陷而血瘀。"骨痿是虚证，虚证可致血瘀，那么在骨痿的发病过程中，也应当会夹杂血瘀证。

毒，《说文解字》中谓之："厚也。害人之艸，往往而生。"意为味厚涩苦烈的野草，野地里到处生长。《素问·五常政大论》："夫毒者，皆五行标盛暴烈之气所为也。"清·尤在泾《金匮要略心典》言："毒，邪气蕴结不解之谓。"由此可见，毒包括致病性质强烈的外感邪气和蕴结不解的内生邪气等。其特点是致病酷烈顽恶，胶着难愈。金·刘完素《伤寒直格·主疗》："凡世俗所谓阴毒诸证，以素问造化验之，皆阳热亢极之证。"其将邪热偏盛称之为毒。清·喻嘉言在《尚论篇·驳正序例论春温大意并辨叔和血变之妄》曰："太阳温证，病久不解，结成阳毒，少阴温证，病久不解，结成阴毒。"认为病久不解，可蕴结成毒。喻嘉言在论毒之成因时说："外因者，天行不正之时毒也，起居传染之秽毒也。内因者，醇酒厚味之热毒也，郁怒横决之火毒也。"《寓意草·辨黄鸿悬生痈疖之症并治验》概括地讲，邪之盛者，则为毒。毒是指比较强烈的致病因素，比六淫病邪损害性更强，病情重笃，深伏胶着缠绵，对机体损伤或危害严重。

前面我们提到骨痨的病机为"虚""瘀"，因虚致瘀，因瘀致虚，两者相互作用，互为因果，那么在这种情况下，是否会生成更有危害的病理产物呢？会的！那就是"毒"，虚瘀致毒，主要为内毒。随着现代免疫医学的发展，人们认为人体在病理过程中的代谢产物亦成为毒。陈可冀院士在长期从事心血管疾病的治疗与研究时，提出假说——"瘀毒致变"，血瘀贯穿于冠心病发展的始末，若血瘀日久则会化热、酿生毒邪，致瘀毒内蕴。"瘀毒致变"是一个由量变到质变的过程。王永炎等在反复思考老年性痴呆（AD）的早期发病病机过程中，提出"肾虚－痰瘀－酿毒"的发病过程，肾精亏虚衰是 AD 早期发生的前提条件，肾藏精，精生髓充脑，脑为元神之腑，神有所主则耳聪目明、思维敏捷；痰瘀是引起 AD 的病理因素，至年老，肾精亏虚，元阳无根，温煦蒸腾无力，无以温脾，脾不散精，清浊不分，清者聚集成痰，浊者汇聚变脂（浊）；酿浊化毒，毒邪积于脑，形成特异性病理产物，流于脑窍，脑络失养，导致脑络受损。于永铎教授提出慢传输型便秘"久病血瘀，瘀毒损络"病机假说，认为其病位责之大肠，涉及肺、胃、肾等多脏腑，病性多属本虚标实，其病机主要为血瘀、瘀毒相互搏结，两者于机体内形成一种恶性循环，导致肠腑通导失司。慢性丙肝的中医发病机制为肝脾失调、受损后生成瘀血，气滞血瘀导致机体邪毒内盛，造成肝络阻滞，又因为正气不足、邪毒留恋导致瘀热邪毒缠绕始终，造成病情迁延不愈，吴艺峰采用益气疏肝清化瘀毒法治疗本病取得了良好的临床疗效。卢敏教授在长期治疗膝关节骨性关节炎时反复思考其中医病机，总结瘀、毒、虚为风寒湿痹主要病机，其互相影响，互为因果，瘀、毒可导致虚，虚亦能促进瘀、毒的加重。

骨痿在现代医学看来可以理解为骨质疏松，它是由于多种原因导致的骨密度和骨质量下降，骨微结构破坏，造成骨脆性增加，从而容易发生骨折的全身性骨病，即因多种因素造成机体本身亏虚，亏虚表现在骨骼上时便为骨痿。从病理微生物学及细胞学层次分析"虚瘀致毒"与骨痿的相关性，发现"虚"即骨骼缺少血液等营养物质的滋养；"瘀"，是血液的凝滞状态，同时阻碍气血畅通地运行，骨骼及周围组织中的细胞难以通过血液进行物质交换，骨骼微循环被破坏，骨代谢紊乱；"毒"，是病情的进一步恶化，表现为骨细胞肥大、萎缩，或变性、凋亡，以及骨微结构的破坏。因此，"虚瘀致毒"可以很好地诠释骨质疏松症的内在病理机制。

二、瘀毒致变理论与骨痿

1. 瘀毒致变学说形成的理论背景

20 世纪 50 年代开始，陈可冀院士在继承传统理论基础上，创新发展了血瘀证和活血化瘀理论体系，研究活血化瘀方药作用的现代药效学机理，并对冠心二号等复方进行临床和基础研究，得到国内外同行认同和推广。其基础研究从整体到细胞，再到基因蛋白表达分子水平，科学阐释了活血化瘀治疗冠心病的作用机理，阐明血瘀证实质。针对冠心病介入治疗（PCI）后再狭窄这一冠心病防治领域的国际难点，首先运用活血化瘀中药进行多中心干预研究，临床和实验皆证实有效，合理推广应用到临床，在国内率先开展活血化瘀中药预防冠心病介入术后再狭窄的临床研究，显著提高了临床疗效，并逐渐形成了在传承基础上不断发展创新的现代活血化瘀学派。通过对中医基础理论的研究，尤其是针对血瘀证的研究，陈可冀院士提出"瘀毒致变"理论。

2. 瘀毒致变理论的具体内容

陈可冀院士"瘀毒致变"理论，概括来说，就是瘀血内停，阻滞气机，久则蕴而化热，热从火化，酿生内毒。瘀为成毒的基础和条件，同时热毒内灼，耗血炼液，亦可加重其瘀。根据现代科学理论研究表明，"瘀"的现代理化相关指标体系涉及血小板黏附、聚集、活化，血液黏稠度增加，凝血，血栓形成等多方面；而"毒"的现代理化指标可能涉及炎症介质、过氧化脂质、组织损伤坏死等方面。

陈可冀院士认为动脉粥样硬化（AS）血栓性疾病的共同发病基础是血栓形成，其共同病理改变是斑块破溃或裂隙，血栓形成导致组织缺血、缺氧，而且，在出现严重的心脑血管事件之前，斑块大部分时间处于"有诸内"而尚未"形诸外"的"潜证"阶段，临床无证可辨，一旦斑块不稳定、血栓形成则出现急性心血管事件。其发病急骤、病情凶险，治疗时应病证结合，明确西医诊断，抓住主要矛盾，稳定斑块，畅通血脉，防止血栓形成，改善组织供血。动脉粥样硬化（AS）血栓性疾病为本虚标实证，本虚主要为气虚，标实主要为痰、瘀、毒。陈可冀院士根据现代医学有关炎性反应引发易损斑块破裂，进而出现血小板聚集和血栓形成的系列病理演变过程，结合中医学有关瘀毒致病的病因病机学说，提出了

"毒、瘀易损斑块"新观点。

3. 瘀毒致变理论在骨痿中的拓展

陈可冀院士认为，瘀是所有心系疾病共同的病理特点。瘀毒致变理论可以概括为瘀血内停，阻滞气机，气郁不畅，邪热内蕴，酿生内毒。瘀为成毒病机，同时热毒燔灼，伤精耗液，炼液成痰，瘀阻更甚。但是在骨痿一病中，除了"湿热内蕴"这一病机以外，还有肾虚、脾虚等不可忽视的致瘀因素，脾主运化、肾主水，脾肾功能障碍使得水液运化失常，导致水湿内甚，凝聚成痰，瘀阻气机，继而化瘀。

在中医理论中，骨痿与肾、脾二脏的虚衰密切相关。肾为先天之本，肾虚导致化生精气不足而致骨骼失养，骨骼脆弱无力发为骨痿。《中西汇通医经精义》指出："肾藏精，精生髓，髓生骨，故骨者肾之所合也；髓者，肾精所生，精足则髓足，髓在骨内，髓足则骨强。"对肾和骨、骨髓间的关系有了初步的概括，间接说明肾精在生长发育过程中起着不可替代的作用。《素问·刺要论》中说："肾动则冬病胀腰痛。刺骨无伤髓，髓伤则销铄胻酸，体解㑊然不去矣。"则进一步阐述了肾与骨及骨髓的关系，说明病变的出现正是因为骨与骨髓之间相互滋养的关系遭到破坏，最终累及到肾。《素问·逆调论》云："肾者水也，而生于骨。肾不生则髓不能满，故寒甚至骨也。"明确指出了肾虚则髓不满、骨不生的病机。同时肾主水，当虚热内扰或实热侵犯时，都会使机体内的平衡被打破。以上论述都说明不论是肾气热还是肾精不足，都会导致热灼津液，肾精受损，从而出现骨痿。

脾脏作为后天之本，气血津液化生之源，对骨骼的生长发育起着极其重要的作用。脾虚，则气血生化无源，如明·李中梓《医宗必读·痿》曰："阳明虚则血气少，不能濡养宗筋，故弛纵。宗筋纵则带脉不能收引，故足痿不用。"《素问·太阴阳明论》："今脾病不能为胃行其津液。四肢不得禀水谷气，气日以衰，脉道不利，筋骨肌肉，皆无气以生，故不用焉。"李东垣在《脾胃论·脾胃胜衰论》中提出了"骨蚀"的概念，文中记载的症状"骨髓空虚，足不能履地"与骨质疏松症的表现类似，从而说明脾虚容易导致脾阳升发无力，五脏失濡养而受损，最终出现骨痿。《诸病源候论·五脏六腑病诸候》也谈到，脾胃运化之水谷津液，经膀胱气化入脉为髓，倘若脾亢乘肾，则骨乏无力，发为骨痿。

4. 瘀毒致变理论与骨痿骨折

（1）从瘀毒致变理论论治骨痿骨折

陈可冀院士认为，瘀是所有心系疾病共同的病理特点。在骨痿骨折中也存在这样的规律，瘀血既成，久而为热，酿生毒邪，通常又因疾病缠绵不愈，可致瘀毒内

蕴，日久正气虚耗，病邪滋长，最终瘀毒相互影响，导致疾病突变，出现骨折。（图4-1）

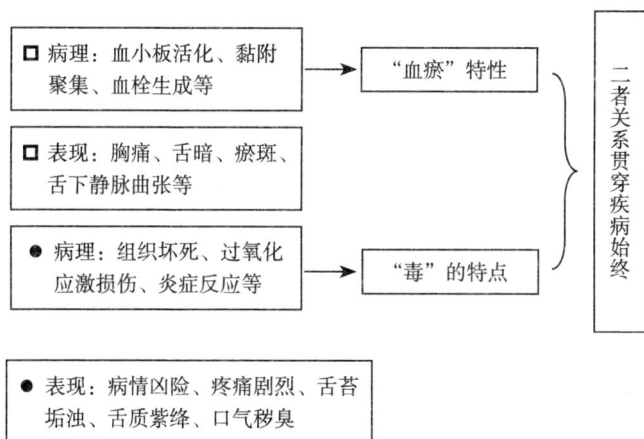

图4-1　瘀与毒的特点

当然，也有学者认为瘀和毒的关系应该是倒置的，即毒邪入体，干扰气机导致气血津液不畅，瘀血由此而成；或者是毒邪因其暴烈之性，直接损伤脉络，使得血溢脉外，而致血液离经妄行或血行不畅，亦可形成瘀血。简而言之，瘀毒生成的过程不是单一作用而成的，应该是相互促进，共同作用导致的。同时有文献指出，在骨痿骨折发生早期，血清中破骨细胞生成抑制因子和破骨细胞分化因子增多，而使得骨量开始大量丢失。骨量一旦开始丢失，骨的脆性就增加，骨折风险就进一步加大。

陈可冀院士的"十瘀论"中，除了传统的寒热虚实之瘀，还根据病情的缓急特点分为急瘀、慢瘀、潜瘀、老瘀和伤瘀，这有助于根据瘀的特点进行辨证。结合众多文献研究及陈可冀院士的"瘀毒理论"，我们提出骨痿瘀毒病机的形成有两个作用机制。一是人的脏腑功能失调引起的，受限于当今的生活条件、工作环境等，人的饮食普遍较为肥甘厚腻，嗜食烟酒辛辣，人对更高层次物质或精神生活的追求，容易导致心神不定，相火妄动，这些因素都可在体内蕴结化火成毒，损伤脉络。又因为心在五行属火，心火上亢必然导致肾水不济，肾主骨，长久则导致骨生发缓慢，破坏加重，容易诱发骨折。二是五志过极，气郁化火，《程杏轩医案》言："或情怀不释，因怒而动血者有之……凡血离宫便成块，未可见血之有块，即认为瘀。"即提出怒而生瘀，在中医理论中，五志过极而化火，火热内生则必然使得气机受阻，瘀血由此而生。《温热逢源》说："因病而有蓄血，温热之邪与之纠结，热附血而愈觉缠绵，血得热则愈形凝固。"说明内有瘀血的情况下，温热毒邪更易与之纠结。此外，也有研究提出，骨痿骨折的本质原因是脏腑虚衰，而其病理基础为血瘀，瘀为有形之邪，毒为病情恶变关键，瘀为常，毒为变，瘀毒互生互结，坏血损脉，最终导致骨量减少，骨的脆性增加而易发骨折。也就是说瘀毒并不是单一因素致病，是多种致病因素的结合体，简言之，瘀是病理基础，毒是必然转归，两者相互促进，相互影响。它们之间的关系见图4-2。

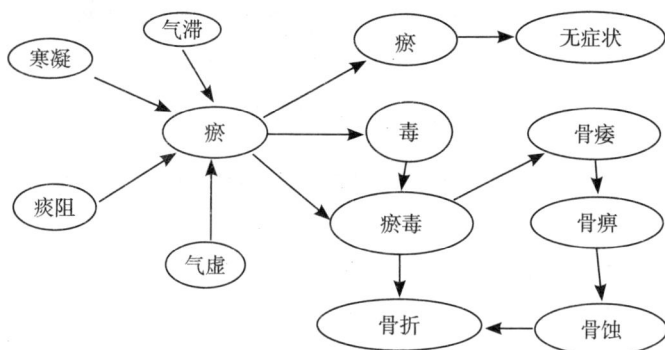

图4-2　瘀与毒和骨瘘的关系

（2）瘀毒致变理论与骨瘘骨折的现代研究

现代研究表明，"瘀"涉及血小板黏附、聚集、活化，血液黏稠度增加，凝血，血栓形成等多方面；而"毒"与炎症介质、血栓、组织损伤坏死等方面有关。骨瘘骨折时，瘀血既成，久而为热，酿生毒邪，通常又因疾病缠绵不愈，久则正气虚耗，难以祛邪，最终瘀毒相互影响，使得骨的血供发生变化，局部化学性质也随之而变，进而出现骨密度或强度改变，最终出现骨折。

有文献指出，在骨瘘骨折发生早期，血清中破骨细胞生成抑制因子和破骨细胞分化因子增多，使得骨量开始大量丢失。骨量一旦开始丢失，骨的强度会下降、脆性增加，骨折风险进一步加大。骨钙素（BGP）是一种特异性蛋白，能结合羟磷灰石并形成羟磷灰石结晶，通过提高骨矿盐含量达到增加骨强度的目的，在一定程度上能够反映成骨细胞的更新速率。在一项关于骨破坏的研究中发现，血清中骨钙素水平出现不同程度降低，会导致成骨细胞或骨内膜内骨桥蛋白细胞减少，发生较为严重的矿化骨丢失。其机制被认为是细胞在骨髓腔内异常增生，骨内膜受损从而导致骨代谢障碍，多出现于骨干的干垢端，使得骨发生骨质疏松样改变，甚至出现虫蚀状、筛孔状等病变，并因此出现骨折。同时有研究表明富血小板血浆中含有大量机体组织生长和发育所需的生长因子，如血小板源性生长因子、转化生长因子、表皮生长因子等。而在动物实验中，关于富小板血浆的研究显示，它可以通过增加大鼠基质细胞的增殖和迁移，并因此促进成骨细胞分化。此外另有基础研究发现，补肾活血方能改善局部血液循环、促进大块血肿吸收、提高骨痂的生物力学性能、增强成骨细胞的作用，还能促使骨髓间充质干细胞处于增殖期，使细胞数目增多，以提高骨修复的效率。

参考文献

［1］徐浩，史大卓，殷惠军，等."瘀毒致变"与急性心血管事件：假说的提出与临床意义［C］.第一届全国中西医结合心血管病中青年医师论坛，上海，2008.

［2］张占军，王永炎．肾虚－痰瘀－酿毒－病络——中医对老年性痴呆早期发病病机认识［J］．中国中医基础医学杂志，2015，21（3）：244-246．

［3］李金龙，于永铎．基于"久病血瘀，瘀毒损络"病机下慢传输型便秘临床研究［J］．辽宁中医药大学学报，2019，21（3）：126-129．

［4］吴艺锋．益气疏肝清化瘀毒法联合西药治疗慢性丙型肝炎的临床效果［J］．中国医药科学，2019，9（1）：62-65．

［5］谭开云，龚志贤，邝高艳，等．卢敏教授基于瘀毒虚理论和平衡法治疗风寒湿痹型膝痹病经验［J］．湖南中医药大学学报，2018，38（12）：1421-1423．

［6］毛一凡，张佳锋，陈文亮，等．从"虚瘀致毒"论骨痿骨折［J］．中医正骨，2019，31（2）：44-45．

［7］尚奇，任辉，沈耿杨，等．基于肾主骨生髓理论探讨老年性骨质疏松症的中医治疗［J］．中医杂志，2017，58（16）：1433-1435．

［8］柳承希，任艳玲．古代文献对骨质疏松症的认识［J］．中华中医药杂志，2014，29（7）：2089-2092．

［9］王安璐，罗静，陈可冀，等．基于陈可冀院士血瘀证辨证方法治疗冠心病稳定性心绞痛的实用性随机对照研究［J］．中国中西医结合杂志，2017，37（10）：1174-1180．

[10]占允中，叶舟，占蓓蕾，等．骨质疏松性椎体骨折患者血清破骨细胞生成抑制因子和破骨细胞分化因子的表达及意义［J］．中华全科医学，2019，17（1）：73-75．

[11]蒋健．郁证发微（十五）——郁证厥证论［J］．上海中医药杂志，2016，50（10）：5-11．

第五章

骨痿的辨证与治疗

一、骨瘘的发生发展与临床表现

1.骨瘘早期——无症状期

骨瘘早期，因疾病的隐匿性较高，无明显临床症状，通常难以得到重视。在这一过程中，骨瘘的致病因素潜藏于体内，由于脏腑平衡失和打破气血在体内相辅相成的规律，使得气血运行过程中相互掣肘，继而出现气机的调控、血液的运化等功能紊乱，进一步加重脏腑的负担，使得致变因素通过脏腑的传达由局部拓展至全身。简而言之，即表面上看早期患者无明显临床症状，实则体内平衡已失调，即正气以虚，邪气未胜。如果不加干预，任其发展会使体内气血虚滞情况进一步加重，最终进入骨瘘的下一阶段——骨痹。

2.骨瘘中期——骨痹

骨痹在中医学理论中属于五体痹之一，通常是因六淫之邪侵扰人体筋骨关节，从而闭阻经脉气血，使得肢体出现乏力沉重、疼痛肿胀，活动受限，甚至发生肢体拘挛屈曲或变形。按照不同时期对应的症状不一，骨痹又可分为早、中、晚三期。

骨痹早期，体内脏腑失和情况尚可，尚能各司其职，气血津液运作大抵正常，偶见气血虚衰，通过自身活动调节，机能仍可恢复。临床症状则表现为晨起后关节一过性僵硬，肢体的短暂性困重乏力等。在此阶段，通过饮食、生活习惯的改良，可使得体内平衡自行恢复至正常。骨痹中期，体内脏腑失和情况已趋于严重，气的升降出入因脏腑功能失调开始出现紊乱，导致血瘀新成，气滞渐重的格局。在临床表现上则表现为无诱因的腰膝酸痛，关节肿胀，活动受限等症状。这一阶段已无法通过自身调节重建机体的内部平衡，而需外部的干预才能使症状缓解，内部脏腑运化调节功能恢复正常。骨痹晚期，脏腑功能基本紊乱，相生相克的关系被打破，木火刑金、水不制土等情况在体内弥漫。此时血瘀的源头稳定或有加重的趋势，其病理产物瘀血几乎是血瘀的最终形态。临床表现为持续的关节屈伸不利，甚至行走障碍，或者身高变矮，脊柱侧弯畸形等。该阶段体虚已到极致，瘀血新生，已逐步由虚瘀的状态过渡到瘀毒的阶段。

3. 骨痿后期——骨蚀

骨蚀症是由于骨髓系统血液供应减少或不足，导致骨质逐渐凋亡，使骨质失去支撑作用而变形塌陷。在临床上表现为局部剧痛和不适感，并严重影响肢体运动功能。在现代疾病的诊疗中最为常见的就是股骨头无菌性坏死。在骨痿病因病机中，我们不难发现它们都有一个最终结局，即久病易耗气伤精，气虚则难以推动血液运行形成血瘀，血瘀破坏了骨小梁内的微循环，使得细胞之间的物质交换难以顺利进行，最终导致骨骼得不到足够的濡养而脆性增加，我们将这一过程称之为"骨蚀"。骨蚀的形成正是因为血液性质发生改变，即血液中的黏滞因子增加，血液稠度改变，从而使得正常骨难以得到充足的血液滋养，最终发生骨蚀。

二、骨痿的辨证论治

中医药防治骨质疏松症其源也远，形成了系统的防治体系，整体观念、辨证论治贯穿始终。《素问·宣明五气》曰："肾主骨，生髓。"肾藏精、主骨、生髓，肾精滋养了骨骼的发育及生长，肾精足则髓充骨坚。肾精为骨骼的生长发育提供了原动力，肾精充足则骨髓化生有源，骨骼得养而坚固；肾精不充则骨髓失养，骨骼痿弱，发为骨痿。脾胃虚弱则气血生化乏源，后天无以充养先天，故见精亏髓虚；肝肾精血同源，肝血亏虚则精血乏源，筋枯髓减，四肢关节屈伸不利，从而可见行走不利、周身疼痛等骨质疏松症状。天癸是肾中精气变化的反映，绝经后女性天癸衰竭，肾中精气阴阳衰微，可见腰膝酸软无力，下肢痿弱难行。肾阴亏损，内生虚热，灼伤血络；虚阳不能布敷，运血无力，血行瘀滞，久之瘀血内生，不通则痛，疼痛由生。故骨质疏松症可根据病因病机辨为不同证型，但总体言之，虚瘀并见，肾虚为本，疼痛为标，治疗不离肝脾肾三脏。

方随法出，中药防治骨痿不离补肾健骨、益肾生髓。《四圣心源》有言："髓骨者，肾水之所生也，肾气盛则髓骨坚凝而轻利。"故临床上补肾类中药和补肾类方剂在骨质疏松的防治中可得到远期疗效。临床上药物多选择具有益气、强骨、补肾、益阳作用的中药，如淫羊藿、补骨脂、肉苁蓉、枸杞子、杜仲、骨碎补、巴戟天等；而方剂多见补肾类方化裁加减，有六味地黄汤、二仙汤、四物汤、左归丸等。多项研究表明，补肾类中药可通过调节内分泌、成骨分化和骨髓基质细胞增殖，促进骨生成及骨代谢等多个环节，从而提高骨密度、骨矿含量，改善骨质疏松症多项检验指标，有效缓解、改善骨质疏松症状。

中药复方讲求整体观念，辨证论治。各医家在使用中药复方治疗骨质疏松症的过程中，并未单施一法，均病证合参，将补肝肾、健脾、化瘀等法巧妙地结合在一起，以求临证遣方之效。

1. 脾肾阳虚型

症状：腰背冷痛，酸软乏力，甚则驼背弯腰，活动受限，畏寒喜暖，遇冷加重，尤以下肢为甚。或小便不利，小便频多，或大便久泄不止，五更泄泻，或浮肿，腰以下为甚，按之凹陷不起。舌淡或胖，苔白或滑，脉沉细弱或沉弦迟。

治法：温补脾肾，强筋健骨。

汤剂：右归丸或金匮肾气丸加减。熟地黄、肉桂、鹿角胶、山药、山茱萸、枸杞子、当归、杜仲、菟丝子、巴戟天、骨碎补、三棱等。

加减：虚寒证候明显者，可加用仙茅、肉苁蓉、淫羊藿、干姜等以温阳散寒。

用法：水煎服，每日1剂，分2次服用。

中成药：右归丸、肾气丸、仙灵骨葆胶囊、淫羊藿总黄酮胶囊等。仙灵骨葆胶囊药用淫羊藿、续断、丹参、知母、补骨脂、地黄。淫羊藿辛甘、温，归肝、肾经，具有补肾壮阳、祛风除湿之功，用续断补肝肾、行血脉、续筋骨，补骨脂补肾壮阳、固精缩尿、温脾止泻。知母清热泻火、生津润燥。丹参活血通经、祛瘀止痛、清心除烦。地黄滋阴补血、益精填髓。全方共奏滋补肝肾，接骨续筋，强身健骨之功效。

【病案举例】

徐某，女，81岁，2018年7月初诊。

主诉：腰背部疼痛1年，加重4天。

症状：患者4天前咳嗽致腰背部疼痛，疼痛性质呈持续性刺痛，不能站立，平躺后可缓解，腰膝酸软，四肢不温，无肢体麻木，无胸痛胸闷，无腹胀腹痛，无恶心呕吐，无畏寒发热等不适，未予重视，后疼痛逐渐加重，为求诊治，遂来我院急诊就诊。急诊X片示：胸11、12，腰1、3椎体骨折术后，腰4椎体陈旧性骨折，腰椎退行性病变。由门诊拟"骨质疏松伴病理性骨折"收入住院。现症见患者急性疼痛面貌，气息平稳，神清，精神可，自觉乏力，行走不便，平时怕冷，四肢不温，胃纳一般，二便无殊，舌质淡，舌下脉络瘀阻，苔白，脉细弱。

既往史：患者既往有高血压病史1年，最高血压160/90mmHg，平素未服药。

查体：外观患者四肢无畸形，胸椎后突畸形，局部皮肤无破损，腰背部叩击痛（＋）、压痛（＋），腰部活动受限，双侧直腿抬高实验（－），四肢肌力正常，远端运动、感觉、血液循环正常。病理反射未引出。

辅助检查：腰椎DR示：胸11、12，腰1、3椎体骨折术后，腰4椎体陈旧性骨折，腰椎退行性病变。腰椎MR示：腰2椎体新鲜压缩性骨折；胸11、12，腰1、3椎体骨折术后，部分骨髓水肿，腰4椎体陈旧性压缩性改变，腰椎退行性病变。双能X线示BMD-3.35。血磷1.12mmol/L，血钙2.10mmol/L，血清1,25（OH）D_3 15.2ng/mL，P1NP50.51ng/mL。

诊断：骨痿骨折（脾肾阳虚型）。

入院后予以完善相关检查后，行腰椎骨折球囊扩张成形术（L2），术后予以患者口服中药治疗。

处方：

焦山楂 10g	炒麦芽 10g	骨碎补 12g	神曲 10g
生防风 12g	鸡血藤 6g	忍冬藤 10g	秦艽 12g
鹿角霜 6g	生川断 10g	生杜仲 12g	蜂房 6g
生黄芪 15g	生川芎 12g	炒川楝 12g	肉桂 6g

住院治疗半月后患者可站立行走，但仍有腰背部疼痛，嘱患者出院后继续服用中药治疗，一周后门诊复诊。

二诊：患者服药 1 周后复诊，自诉腰背部疼痛略有缓解，全身疼痛症状仍然存在，可轻度活动，下肢无力，四肢不温，难以入睡。舌质淡有齿痕，舌下脉络瘀阻，苔白，脉沉弱。

查体：患者胸椎后突畸形，腰背部叩击痛（－）、压痛（＋），腰部活动受限，双侧直腿抬高实验（－），四肢肌力正常，远端运动、感觉、血液循环正常。病理反射未引出。

处方：予上方中鹿角霜加至 10g，肉桂加至 10g，黄芪加至 30g，以补益气血，助阳生热，加用茯苓 15g，酸枣仁 10g 以养血安神。

三诊：患者服药 1 个月后复诊，腰背部疼痛较一月前有所缓解，但活动后仍有胀痛感。患者面色及口唇色泽较前好转，四肢不温症状明显缓解，偶有腹胀。舌红，苔白腻，脉沉滑。

处方：上方中鹿角霜减至 6g，以防助阳过度，方中川楝子加至 15g 以增强行气止痛作用，另加入厚朴、砂仁 6g，行气宽中；加入焦三仙 6g，以助患者消食，增强患者脾胃运化作用。

四诊：患者服药 3 个月后复诊，诉腰背部疼明显缓解，腹胀略减。舌淡红苔白，脉细。

处方：患者症状明显缓解，嘱患者续服上方。

五诊：半年后患者就诊，诉腰背部偶有酸痛，余无明显不适感。舌淡红，苔薄白，脉缓。复查骨密度（BMD）−2.97，血磷 1.20mmol/L，血钙 2.19mmol/L，血清 1,25（OH）D$_3$19.20ng/mL，P1NP30.10ng/mL。

嘱患者平时注意补充营养、钙剂及维生素 D，注意康复锻炼，加强肢体功能锻炼。

按：患者初诊诊断为骨质疏松伴病理性骨折，经手术治疗后，患者仍有腰背部疼痛，遂予中药治疗，观其症状、舌脉，可以辨证为脾肾阳虚型骨痿。方中黄芪与鹿角霜共为君药，益气补肾，增髓生骨；杜仲、骨碎补补肝肾，强筋骨，川芎、鸡血藤、川续断、秦艽、忍冬藤、露蜂房、肉桂粉温经通络，补血行血，共为臣药；佐以防风通达内外，使全方补益而不滞，温通而不过热，另在方中添加焦三仙可助消化，食道通达则脾胃之气可行，脾阳可生。诸药合用，益脾肾之阳气，补肝肾之不足，且强筋骨温经络，益气温经，主治脾肾阳虚型骨痿。

2. 肝肾阴虚型

症状：腰膝酸痛，膝软无力，下肢抽搐，驼背弯腰，患部痿软微热，形体消瘦，眩晕耳鸣，或五心烦热，失眠多梦，男子遗精，女子经少经绝。舌红少津，少苔，脉沉细数。

治法：滋补肝肾，填精壮骨。

汤剂：左归丸或六味地黄汤加减。熟地黄、山药、山茱萸、茯苓、牡丹皮、泽泻、骨碎补、续断、淫羊藿等。

加减：阴虚火旺证明显者，可加知母、黄柏；疼痛明显者，可加桑寄生补肾壮骨。

用法：水煎服，每日1剂，分2次服用。

中成药：左归丸、六味地黄丸、知柏地黄丸、金天格胶囊等。金天格胶囊的主要成分是人工虎骨粉。虎骨味甘、辛，性温，具有滋补肝肾，强筋健骨，祛风通络功效。

【病案举例】

方某，男，72岁，2019年4月初诊。

主诉：下肢无力一年余。

症状：患者自诉近一年无明显诱因下突发膝软无力，行动不便，步履不稳，驼背弯腰，偶有下肢抽搐麻木，无胸痛胸闷，无腹胀腹痛，无恶心呕吐，无畏寒发热等不适。后无力感加重，无法站立，为求诊治，遂来我院门诊就诊。现症见患处痿软，皮肤微热，形体消瘦，时常耳鸣，五心烦热，失眠多梦。舌质红，少苔，脉细数。

既往史：既往有骨质疏松性骨症病史，未服药物治疗。

查体：患者双下肢肌力Ⅳ级，伴有小腿肌肉萎缩，双侧直腿抬高实验（+），腰背部叩击痛（−）、压痛（+），腰部活动受限，四肢远端运动、感觉、血液循环正常。病理反射未引出。

辅助检查：双能X线示BMD−2.85。血磷1.14mmol/L，血钙2.13mmol/L，血清1，25（OH）$D_3$10.24ng/mL，P1NP55.39ng/mL。

诊断：骨痿（肝肾阴虚型）。

处方：

女贞子10g　黄芪15g　当归12g　川芎12g

骨碎补10g　杜仲12g　熟地黄6g　赤芍12g

山茱萸10g　山药15g　秦艽15g　续断10g

鸡血藤10g

二诊：患者服药1周后复诊，自述下肢力量较以前略有增强，每日可少量行走，但时有潮热，心烦难眠。舌红少苔，脉细数。

处方：续用前方，加麦冬 10g，酸枣仁 6g，牛膝 10g，滋阴养血，补肾强腰。

三诊：患者服药 1 个月后复诊，自述腰膝酸软好转，现可去拐缓慢行走，夜间潮热、心烦不寐症状改善，但时有疲惫，面色无华，偶有头晕。舌红少苔，脉细。

处方：续用前方，去酸枣仁、赤芍，加党参 10g，龙眼肉 10g，补气养血。

四诊：患者服药 3 个月后复诊，自述膝软无力症状明显改善，查体右下肢肌力 V 级，左下肢 IV 级，小腿肌肉萎缩好转，夜间睡眠可，无潮热盗汗。舌淡红苔白，脉弦细。

处方：原方续服，嘱按时复查各项指标。

五诊：半年后，患者复诊，自述偶有下肢痿软，其余无明显不适。舌红苔薄白，脉细数。辅助检查：双能 X 线示 BMD-2.15。血磷 1.25mmol/L，血钙 2.21mmol/L，血清 1,25（OH）$D_3$22.1ng/mL，P1NP40.23ng/mL。

嘱患者平时注意补充营养、钙剂及维生素 D，注意康复锻炼，加强肢体功能锻炼。

按：王肯堂《证治准绳·杂病·诸痛门》曰："肾虚不能生肝，肝虚无以养筋，故机关不利。"肾精与肝血相互滋生，盛则同盛，衰则同衰，肾中精气依赖肝血的滋养，共同滋养筋骨。患者膝软无力，且形体消瘦，伴有耳鸣，五心烦热，结合其舌脉，可辨证为肝肾阴虚型骨痿。治疗应以补益肝肾，活血通脉为主要治法。方中以熟地黄、女贞子、山茱萸为君药，以补益肝肾之阴，肝肾强则筋骨强；大量黄芪配山药益气生津以滋阴，配当归有当归补血汤之意；当归、川芎、鸡血藤、赤芍、秦艽可活血通经，补血行血，以使经脉流通，营养筋骨；续断、杜仲、骨碎补可强筋骨，壮腰膝，配合诸药，有补益肝肾，强健筋骨，温经通脉之功。若面色无华或萎黄，伴有头晕心悸者，可重用黄芪，加用党参、龙眼肉，以补气养血；若阴虚热甚，五心烦热者，可加鹿角胶、枸杞子滋阴补肾，以去虚火；若伴有遗尿者，可加桑螵蛸、覆盆子缩尿止遗；若伴有瘀血，脉涩者，可加川牛膝、丹参活血化瘀。

3. 肾虚血瘀型

症状：腰膝酸软，下肢活动不利，头晕目眩，下肢偶有麻木刺痛。舌下有瘀点或瘀斑，脉细涩。

治法：补肾壮筋，化瘀止痛。

汤剂：补肾活血汤加减。熟地黄、补骨脂、菟丝子、杜仲、枸杞、当归尾、山萸肉、肉苁蓉、没药、独活、红花。

加减：酸软甚者加牛膝、狗脊补肾强腰；血瘀甚者加丹参、川芎、川牛膝活血化瘀；神疲乏力，面色萎黄者加黄芪、党参、龙眼肉补气养血。

用法：水煎服，每日1剂，分2次服用。

成药：骨疏康胶囊、壮骨止痛胶囊。骨疏康胶囊（颗粒）由淫羊藿、熟地黄、骨碎补、黄芪、丹参、木耳、黄瓜子共七种成分组成，以淫羊藿为君药，配合熟地黄、骨碎补、黄瓜子，可达到阴阳双补，强壮骨骼的作用；黄芪、木耳健脾益气，丹参活血通络，全方共奏补肾益气，活血壮骨之功效。

【病案举例】

刘某，女，74岁，2019年2月初诊。

主诉：腰背部疼痛半年余，加重1周。

现病史：患者半年前受凉后出现腰背部酸痛，夜间疼痛明显，双下肢时有无力，后于当地社区卫生服务中心就诊，查超声骨密度（T）-3.0，诊断为骨质疏松症，予钙尔奇1片，口服，每日一次。因上诉症状未见明显好转，为求诊治遂来我院门诊。现症见周身疼痛，腰背部较为明显，双下肢略感乏力，时有心烦，盗汗，失眠多梦，大便干，小便正常。舌暗苔少，舌下有瘀斑，脉细涩。

既往史：有糖尿病病史，平素服格华止1粒，口服，每日一次，否认其他疾病史。

查体：神志清，精神可，脊柱无侧弯、后突畸形，腰背部压痛（－）、叩击痛（＋），转身不利，四肢肌肉无压痛，双上肢肌力正常，下肢肌力Ⅳ级，生理反射正常存在，病理反射未引出。

辅助检查：门诊查 T-3.8，腰椎间盘 CT 平扫提示腰 3、4，腰 4、5 椎间盘膨出。血磷 1.15mmol/L，血钙 2.09mmol/L，血清 1,25（OH）D$_3$15.3ng/mL，P1NP53.07ng/mL。

诊断：骨痿（肾虚血瘀型）。

处方：

补骨脂 12g	熟地黄 6g	杜仲 12g	红花 6g
菟丝子 6g	枸杞 10g	当归尾 12g	肉苁蓉 10g
山萸肉 12g	没药 10g	独活 15g	神曲 12g
焦山楂 10g

嘱患者多饮水，调畅情志，注意防摔倒，晒太阳，多食牛奶、虾仁、豆制品，限制鱼腥发物、辛辣油炸饮食、啤酒、可乐、雪碧等。

二诊：患者服药 1 周后复诊，腰背部疼痛明显缓解，双下肢乏力略减轻，纳可，大便干燥改善，但仍有盗汗、心烦等不适，夜间难以入眠症状未改善。舌暗红少苔，脉细涩。下肢肌力Ⅳ级。

处方：原方加酸枣仁 6g，远志 10g，龙眼肉 15g 安神定志。

三诊：患者服药 1 个月后复诊，腰背部疼痛较前缓解，双下肢乏力感消失，无盗汗、心烦等不适，夜间睡眠改善，纳可，二便无殊。舌暗苔薄白，舌下仍有瘀斑，脉涩。

处方：原方去大黄、远志、龙眼肉，加入骨碎补12g，桑寄生10g补肾强腰膝。

四诊：患者服药3个月后复诊，腰背部无明显疼痛，双下肢无明显乏力感，无盗汗、心烦等不适，便秘，胃胀，食纳欠佳。苔白腻，脉滑。下肢肌力正常。

处方：原方去没药、酸枣仁，加枳实12g，炒麦芽12g，健脾和胃，消食导滞。

五诊：患者半年后复诊，腰背部无明显疼痛，双下肢无明显乏力感，无盗汗、心烦等不适，纳可，大便偏干。舌淡苔白，脉细。下肢肌力正常。查T-2.6，血磷1.25mmol/L，血钙2.21mmol/L，血清1,25（OH）$D_3$23.9ng/mL，P1NP35.6ng/mL。

嘱患者平时注意补充营养、钙剂及维生素D，注意康复锻炼，加强肢体功能锻炼。

按：《素问·玉机真脏论》中记载："……脉道不通，气不往来，譬于堕溺，不可为期。"清代唐容川在《血证论·吐血篇》中也说道："旧血不去，则新血断然不生。"故瘀则气血运行不畅，又影响新血化生，可加重"虚"，虚进一步导致"瘀"，从而形成"虚"与"瘀"的恶性循环。该患者下肢活动不利，盗汗是为虚，腰背部疼痛明显，且舌紫暗有瘀斑，是瘀阻经络引起的疼痛，故治疗上应该补肾活血化瘀并重。本方以熟地、补骨脂为君药，滋补阴血，补肾强骨；佐以没药、红花、归尾、独活，活血化瘀止痛；枸杞、菟丝子、山萸肉，滋补肝肾；臣以杜仲、肉苁蓉，温补肾阳，强健腰膝；焦山楂、神曲以健脾和胃。纵观全方，根据滋肾荣骨，调理脾胃，活血通络之治痿原则，随证加减，辨证用药精当，临床效如桴鼓，受益匪浅。

在临床上，骨质疏松症应以脾肾阳虚证、肝肾阴虚证、肾虚血瘀证为基本辨证，并结合个体情况进行详细的辨证施治时需灵活加减应用。

三、骨痿的创新治疗——益气温经法

"益气温经法"是浙江省中医药大学附属第二医院史晓林教授临床诊治骨质疏松症总结的诊治经验。史晓林教授结合历代医家对骨痿（骨质疏松）的病因病机认识，认为"虚"（五脏亏虚）是骨痿发病的病机之根本，"瘀"（气血瘀滞）是骨痿发病的关键病机，"毒"（内外之邪）是骨痿发病的诱导病机，因此提出"因虚致瘀，瘀毒致变，骨痿病成"之论，并强调骨痿治疗当循"虚瘀兼顾，内外兼治"之则，提出了"益气温经法"诊治思想。

1. 益气温经法的理论基础

（1）益气的理论基础

人体之气根据其主要组成部分、分布部位和功能特点分为元气、宗气、营气和卫气，除此之外，尚有"脏腑之气""经络之气"等。

元气根源于肾，是构成人体和维持人体生命活动的本始物质，是人体生命活动的原动力，包括元阴、元阳之气，由先天之精所化生，并赖后天之精以充养而成。元气发于肾间（命门），通过三焦，沿经络系统和腠理间隙循行全身，内而五脏六腑，外而肌肤腠理，无处不到，有推动人体生长和发育，温煦和激发脏腑、经络等组织器官生理功能的作用。

宗气又名大气，积于胸中。由肺吸入的清气与脾胃化生的水谷精气结合而成，其形成于肺，聚于胸中者，谓之宗气；实际上宗气是合营卫二气而成的。人体的视、听、言、动等机能与之相关，《读医随笔·气血精神论》曰："宗气者，动气也。凡呼吸、言语、声音，以及肢体运动，筋力强弱者，宗气之功用也。"

营气是血脉中的具有营养作用的气。因其富于营养，故称为营气。营气是由来自脾胃运化的水谷精气中的精粹部分和肺吸入的自然界的清气相结合所化生的。《素问·痹论》言："营者，水谷之精气也，和调于五脏，洒陈于六腑，乃能入于脉也，故循脉上下，贯五脏络六腑也。"营气通过十二经脉和任督二脉循行于全身，贯通五脏。营气的主要生理功能包括化生血液和营养全身两个方面。

卫气，有"护卫""保卫"之义。卫气是行于脉外，保护机体之气。卫气同营气一样，也是由水谷精微和肺吸入的自然之清气所化生。卫气附行于脉外，循皮肤之中，分肉之间，熏于肓膜，散于胸腹。主要功能是护卫肌表，防御外邪入侵；温养脏腑、肌肉、皮毛；调节控制肌腠的开合、汗液的排泄。

除上述外，还有"脏腑之气""经络之气"，都是由真气所派生的，属于人体气的一部分，是推动和维持各脏腑经络进行生理活动的物质基础。中医学认为气是宇宙的本原，是构成天地万物的最基本的元素，是人具有很强活力，也是维持人体生命活动的最基本物质，而气血瘀滞、内伤之邪多由五脏亏虚，脏腑气虚导致，而瘀、外生之邪将进一步导致五脏亏虚的发生，最终发生骨骼痿弱之病变，因此益气是骨痿论治中重要的部分。

（2）温经的理论基础

经络遍布全身，内属脏腑，外络肢节，沟通内外，贯穿上下，将人体各部组织器官联系成为一个有机的整体，并借以运行气血，营养机体，使人体各部分的功能活动保持协调和相对平衡。《灵枢·本脏》言：经络"行气血而营阴阳，濡筋骨，利关节"。骨质疏松症病因高度概括为虚、瘀二字。旧血不去，则新血断然不生。瘀血既是一种病理产物，又是一种致病因素，瘀则气血运行不畅，久瘀难散，严重影响新的气血化生，从而引发人体脏腑肌肉骨骼由于失去濡养而进一步亏虚。虚瘀相互结合，最终导致骨痿。经络是人体气血运行的通路，经脉不利则气血不通，因此温经通络法重在疏通气血通路，是防治骨痿的重要治则。（图5-1）

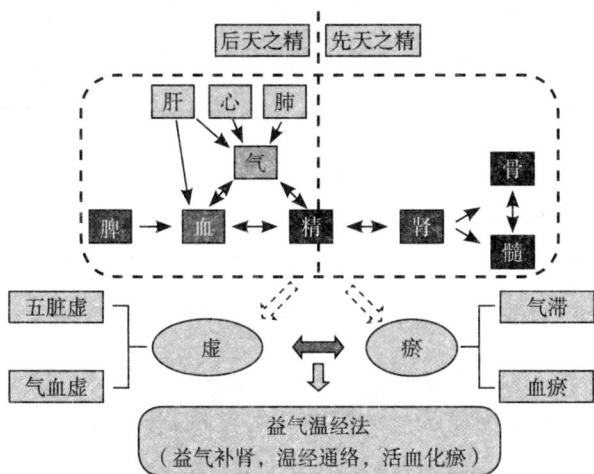

图5-1 "因虚致瘀"理论原理

2.益气温经法的现代研究

对于骨质疏松的治疗，目前尚无理想的方法。目前治疗骨质疏松的药物主要有三类：抑制骨吸收的药物，如雌激素、活性维生素 D 衍生物、双膦酸盐、降钙素等；促进骨形成的药物，如氟化物（易导致成骨不全）、同化性皮质类固醇（雄性激素及其衍生物）、孕激素、PHT 片段、生长激素、骨生长因子（BGP、BMP 等）；改善骨质量的药物，如降钙素、活性维生素 D 衍生物、PHT 片段、第二和第三代双膦酸盐等。此外还有植物雌激素、异丙黄酮制剂等。这些药物疗效肯定，但长期应用毒副作用较多。

中医注重整体观念、辨证论治，治疗骨质疏松从治本着手，标本兼治，临床疗效显著，作用全面，副作用小。经过多年临床用药的积累，史晓林教授提出了骨质疏松治疗的新方法——益气温经法，并运用现代研究手段，从蛋白质水平揭示骨质疏松的发病机制，分析与骨质疏松相关的差异蛋白质，从而为疾病的诊断和治疗提供动态监测与评估信息，同时探讨益气温经法对骨质疏松症的治疗机理。

目前对骨质疏松的蛋白质组学研究还比较少，而且以在体动物和离体细胞实验为主，骨质疏松患者、低骨量人群与正常人之间存在哪些蛋白质的差异，以及它们与疾病进展的关系等问题尚未研究。目前尚未发现适用于骨质疏松筛查、早期诊断和预后判断的特异性分子标志物。史晓林教授团队预试验应用弱阳离子（WCX）磁珠分离技术，再用 MALDI-Tof 法对 9 例原发 I 型骨质疏松症患者组和 16 例健康人对照组进行 t 检验，筛查 P 值小于 0.05 的差异蛋白质。共检测到 16 个经过信噪比和强度过滤的高质量质谱差异蛋白质峰，表达量有统计学差异（$P < 0.05$），从中筛选出 CKIP-1、Chordin-likeprotein-2、Chondromodulin-1 和 CCL23(22-99)4 个蛋白质峰用于建立判别模型。分别通过以下功能参与骨质疏松的病理过程。CKIP-1 作为一个接头蛋白，参与细胞内多条重要的信号通路，调节细胞生长、凋亡、分化、细胞骨架和骨形成；Chordin-likeprotein-2 可能在抑制骨形成蛋白活性，阻断其相互作用及其受体，在成肌细胞和成骨细胞分化、成熟方面发挥作用；Chondromodulin-1 和 CCL23(22-99) 的功能是刺激能加速软骨细胞成长的碱性成纤维细胞生长因子。经文献检索各蛋白质峰与骨质疏松有关，在以上工作的基础上将选定益气温经用药组、基础用药组、正常组为目标人群，观察和比较目标人群血清中蛋白质 CKIP-1 表达的差异，查找骨质疏松的差异表达蛋白 CKIP-1，并进行临床相关分析，探讨其作为原发 I 型骨质疏松诊疗指标的可能性。

自噬也是骨疾病病理机制中的研究热点，其中 mTOR 又是自噬中有重要作用的通路。史晓林教授的团队在前期研究的基础上，对自噬现象进行了深入研究，从 CKIP-1 调控 mTOR 自噬信号上游、下游通路关键因子等方面，明确自噬对骨质疏松的致病机理，获得益气温经法联合自噬调节剂的干预靶点，从而深入了解益气温经法的治疗机制。

3. 益气温经法方剂——强骨饮的现代研究

史晓林教授据此理法，拟益气温经方——强骨饮，该方由黄芪、鹿角霜、骨碎补、杜仲、续断、露蜂房、肉桂、川芎、鸡血藤、秦艽、防风、忍冬藤共 12 味中药组成，临证加减。方中黄芪与鹿角霜共为君药，黄芪补气健脾摄血、益气固表、祛瘀散结，鹿角霜补肾助阳、收敛止血，共奏补肾健脾之大功；臣以骨碎补、杜仲、续断补肾壮骨；配以川芎、鸡血藤、肉桂、露蜂房温阳益气，补血活血通络；佐以忍冬藤、独活、秦艽、防风祛风寒湿、强筋骨、止痹痛，诸药相伍共奏补肾壮骨、疏经通络之功。如此，气血得补，脉络通畅，使得骨质生化有源，输泄有道。

十几年来，史晓林教授团队对益气温经法治疗原发性骨质疏松症的机理进行了大量基础研究，已经取得了一些阶段性成果。益气温经法的代表方强骨饮可以有效抑制 CKIP-1 造成的体外大鼠破骨细胞凋亡（图 5-2）。

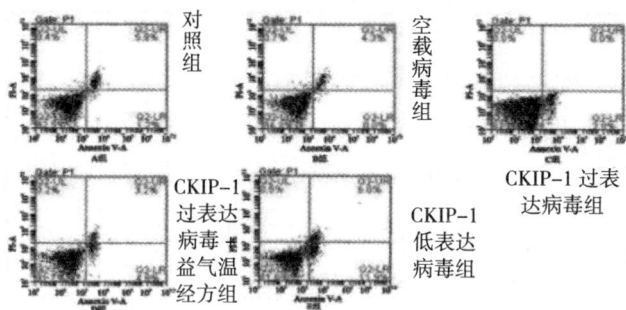

图 5-2 CKIP-1 的表达实验结果

4. 益气温经法病案举例

徐某，女，61 岁，2018 年 10 月初诊。

主诉：腰痛伴双下肢无力 3 月余，加重 1 周。

症状：患者自诉近 3 个月前无明显诱因下突发腰部酸痛，并伴有下肢放射痛，双膝痿软无力，行动不便，步履不稳，无胸痛胸闷，无腹胀腹痛，无恶心呕吐，无畏寒发热等不适。1 周前因干家务导致疼痛加剧，为求诊治，遂来我院门诊就诊。现症见腰膝酸痛，下肢痿软无力，活动障碍，四肢不温，胃纳可，二便无殊，舌质偏暗，苔薄白，脉细涩。

既往史：无特殊既往史。

查体：患者双下肢肌力 V 级，有小腿肌肉萎缩，双侧直腿抬高实验及加强试验（＋），梨状肌压痛（＋），腰背部叩击痛（－）、压痛（＋），腰部活动受限，四肢远端运动、感觉、血循正常。病理反射未引出。

辅助检查：双能 X 线示：BMD－3.15。血磷 1.13mmol/L，血钙 2.11mmol/L，血清 1,25（OH）D$_3$ 11.3ng/mL，P1NP54.4ng/mL。

诊断：骨痿（肾虚血瘀型）。

处方：强骨饮加减。

鹿角霜 6g　　黄芪 15g　　杜仲 12g　　防风 12g

川续断 12g　　秦艽 15g　　独活 12g　　肉桂 6g

鸡血藤 12g　　川芎 15g　　枸杞 10g　　甘草 6g

骨碎补 12g

二诊：患者服药 1 周后复诊，自述下肢力量较以前略有增强，腰部疼痛缓解，但四肢仍冰凉，腰部有下沉感。舌质偏暗，苔薄白，脉沉涩。

处方：原方加制附子 6g，干姜 6g，温阳通脉，加牛膝 12g 补肝肾、强腰膝，嘱患者加强腰部保暖，注意避免受凉。

三诊：患者服药 1 个月后复诊，自述腰膝酸痛好转，下肢力量有所上升，四肢渐温，腰部下沉感觉消失，但最近因为情绪波动，夜间睡眠不安。舌淡红，苔薄白，脉涩。

处方：原方鹿角霜减至 5g，去制附子，避免温阳太过；加入远志、龙眼肉各 12g，安神定志。

四诊：患者服药 3 个月后复诊，自述膝软无力症状明显改善，偶有腰部酸痛，夜间睡眠安，但近日胃脘胀满，食纳不佳，大便偏干。舌淡红，苔厚腻，脉弦滑。

处方：原方去远志、龙眼肉、干姜，加入焦山楂 12g，炒麦芽 12g，神曲 12g，健脾和胃，消食导滞。

五诊：半年后，患者复诊，自述现在四肢不温症状改善，在过劳后出现腰部轻微酸胀，无其余不适。舌红苔薄白，脉沉缓。

辅助检查：双能 X 线示 BMD-1.91。血磷 1.24mmol/L，血钙 2.2mmol/L，血清 1,25（OH）D$_3$23.5ng/mL，P1NP40.4ng/mL.

嘱患者平时注意补充营养、钙剂及维生素 D，注意康复锻炼，加强肢体功能锻炼。

按：《素问·上古天真论》曰："女子七岁肾气盛，齿更发长……七七任脉虚，太冲脉衰少，天癸竭，地道不通，故形坏而无子也。"《景岳全书》云："凡人之气血犹源泉也，盛则流畅，少则壅滞，故气血不虚不滞，虚则无有不滞者。"女子七七之后，体质特点以任脉虚，太冲脉衰少，精少，肾脏衰，天癸竭之"虚"象和地道不通，形体皆极之"瘀"象。该患者下肢痿软，四肢不温，为肾阳虚之象，而其腰部酸痛，舌暗脉涩提示瘀阻经络，不通则痛。本方重用益气之黄芪和补肾强骨、补益精血的鹿角霜为君药；杜仲补肝肾，强筋骨，合骨碎补补骨强骨，活血化瘀共为臣药；佐以鸡血藤补血活血，疏通经络；川芎辛散走窜，入血分，通行气血；肉桂补助肾阳、温通经脉；秦艽舒筋止痹痛；独活、防风有治痛之功；以上诸药配伍，标本兼治，治本为主；攻补兼施，以补为要，合用共达益气温经，活血化瘀之效。

四、其他治疗方法

1. 西医治疗

目前，尽管狄诺塞麦单克隆抗体骨吸收抑制剂和罗莫沙姆骨硬化素抗体骨形成促进剂等治疗绝经后骨质疏松（OP）的新药不断出现，但是，双膦酸盐治疗绝经后OP的循证医学证据充分，各国指南依然认为双膦酸盐是治疗绝经后OP的一线药物。

因此国内指南仍推荐双膦酸盐为绝经后OP的首选药物。由于唑来膦酸注射液（商品名科密固、依固和密固达）1年1次的方便性，临床使用较多，需要强调的是：①肌酐清除率小于35mL/min者禁用；②口腔（牙齿或颌骨）手术者慎用；③双膦酸盐过敏者禁用；④静脉输注唑来膦酸前适当补水和解热镇痛类药物，减少发热等一过性流感样症状发生；⑤遵循个体化原则：口服双膦酸盐（阿仑膦酸钠和利塞膦酸钠）一般5年中止治疗；唑来膦酸一般 3 年中止治疗；一般情况下，2~3 年是一个合理的停药周期；双磷酸盐、狄诺塞麦、特立帕肽、选择性雌激素受体调节剂（SERMs）、雷奈酸锶、绝经期激素治疗（MHT）可以作为重启治疗的选择药物。

2. 针灸取穴

（1）针刺

取穴：肾俞、太溪、志室、委中、腰阳关、足三里、内关。

操作：针肾俞、太溪施以补益肾气；针志室以填补真阴；平补平泻委中、腰阳关以宣散足太阴经、督脉之寒湿，通达经络；内关、足三里调补五脏六腑之阴阳，使阴平阳秘。

（2）艾灸

取穴：脾俞、肾俞、命门、大椎、中脘、气海、天枢、足三里。

操作：以艾条灸为主，每穴灸 5~8 分钟，亦可辅以针刺，针刺施以补法，留针 20~30 分钟，每日或间日 1 次，两组交替应用。

（3）耳穴贴敷

取穴：内分泌、肾上腺、心、肝、肾、肺、脾、大肠、三焦等。

操作：穴位交替用王不留行籽压穴，长期治疗。

3. 按摩疗法

取合谷、内关、足三里、三阴交、涌泉等穴，可缓解骨痿引起的骨痛，长期应用可收到较好的保健作用。

4. 中药热敷

防己、威灵仙、川乌、草乌、透骨草、续断、狗脊、红花、苏木、伸筋草等药物，每次 50~100g，装入纱布袋，煎煮时加二两醋、一勺盐，调后热敷于皮肤上，每次 30 分钟，1 日 1~2 次。

5. 光线疗法

骨痿的发生与日光照射量有直接关系，适宜时长的光照能够使皮肤维生素 D 合成加强，促进骨代谢，增加骨矿含量，建议采用日光浴或人工紫外线照射，建议每天 9~11 点进行，晒太阳的同时要注意防止暴晒，注意保护眼睛；戒烟戒酒。

6. 气功疗法

推荐练习太极拳、五禽戏、八段锦等动静结合的气功，每日早或晚锻炼一次，每次 20~30 分钟，身体微微出汗，呼吸平静自然，以不产生气喘为宜。经过持之以恒的锻炼，可增加骨质含量。

7. 饮食调护

多吃一些含钙高的食物，如排骨、脆骨、虾皮、海带、发菜、木耳、核桃仁；补充足够的蛋白质，如牛奶、鸡蛋、豆制品等；富含维生素的蔬菜、水果；忌食过辛过辣、过咸过甜等刺激性食品，忌食过量的茶、咖啡、可乐等饮料。

参考文献

［1］史晓林，王健，王博，等. 虚瘀兼顾——治疗原发性骨质疏松症的基本原则［J］. 中医正骨，2017，29（3）：14-16.

［2］史晓林，梁博程，李春雯. 从"因虚致瘀"论原发性骨质疏松症病机［J］. 中国中西医结合杂志，2019，39（1）：111-114.